PRACTICANDO YOGA

PRACTICANDO YOGA

Grupo Editorial Tomo, S. A. de C. V.
Nicolás San Juan 1043
03100 México, D. F.

1a. edición, febrero 2004.
2a. edición, noviembre 2005.
3a. edición, agosto 2007.
4a. edición, junio 2011.
5a. edición, febrero 2013.

© *Practising Yoga*
  Published by Geddes & Grosset, an imprint of
  Children's Leisure Products Ltd.
© 1999 Children's Leisure Products Ltd.
  David Dale House, New Lanark, ML11 9DJ, Scotland

© 2013, Grupo Editorial Tomo, S.A. de C.V.
  Nicolás San Juan 1043, Col. Del Valle
  03100 México, D.F.
  Tels. 5575-6615, 5575-8701 y 5575-0186
  Fax. 5575-6695
  http://www.grupotomo.com.mx
  ISBN: 970-666-907-8
  Miembro de la Cámara Nacional
  de la Industria Editorial No 2961

Traducción: Graciela Frisbie
Diseño de Portada: Trilce Romero
Supervisor de producción: Leonardo Figueroa

Derechos reservados conforme a la ley.
Ninguna parte de esta publicación podrá ser reproducida
o transmitida en cualquier forma, o por cualquier medio
electrónico o mecánico, incluyendo fotocopiado, cassette, etc.,
sin autorización por escrito del editor titular del Copyright.

Impreso en México - *Printed in Mexico*

Capítulo **1**

¿QUÉ ES EL YOGA?

Deja de hacer lo que estás haciendo. Ponte de pie, respira profundamente, y estírate bien. Párate sobre los dedos de tus pies y estira tus manos hacia el cielo separando tus dedos. Exhala lentamente, y poco a poco regresa a tu postura natural estando de pie. ¿No te sientes mejor? ¿Sientes el cosquilleo de la sangre en tus manos y pies? ¿Sientes los músculos de tus piernas y brazos relajados, pero con más energía. ¿Tu mente tomó un descanso, aunque pequeño, de pensamientos y preocupaciones cotidianas? Si tus respuestas son sí, ya estás sintiendo los beneficios del yoga.

El yoga es un sistema de ejercicios mentales y corporales diseñados para que la persona que lo practique sienta bienestar y tranquilidad. Los inicios no se conocen con exactitud, pero se cree que se ha estado practicando en la India desde hace cinco mil años; las creencias indican que fue inspirado por la contemplación de los animales, particularmente de los gatos mientras se estiran. Quienes los han observado se dieron cuenta que los animales después de estirarse y arquearse se ven más energéticos y alertas, y así buscaron utilizar estos conocimientos para proporcionar beneficios a los humanos. Aun en estos tiempos muchas de las posiciones del yoga llevan los nombres de los animales que las inspiraron: la tortuga, la cobra, la mariposa.

La palabra yoga viene del sánscrito y significa yugo y arneses. Lo que hace el yoga es llevar las riendas de la energía del cuerpo y la mente para poder utilizarla con más beneficio. Piensa por un instante en la cantidad de tiempo y energía que gastamos cuando estamos enojados, preocupados, o no podemos dormir, y lo maravilloso que sería el encauzar esa energía hacia algo más útil. Piensa en las novelas, proyectos y trabajos que se dejan a la mitad por miles de personas, que se distraen con otras pequeñas preocupaciones. ¡Sería maravilloso poder reinar sobre la energía y enfocarse en lo que estamos haciendo en el momento!

El yoga también significa unión, y esto se refiere a la unión de la mente con el cuerpo, lo cual es lo que intentamos alcanzar con la práctica del yoga. Al unir ambos, el yoga ayuda a controlar los patrones destructivos del pensamiento, y asiste a que la mente trabaje con y no en contra del cuerpo. Existen descubrimientos que revelan que las enfermedades, tales como la obesidad y el cáncer, tienen que ver con el estado mental del paciente, y que el método ortodoxo de medicina, sin tomar en cuenta los factores emocionales y mentales, no funciona. La antigua máxima que dice: Un cuerpo sano es una mente sana siempre ha sido verdad. En resumen, si nos sentimos bien, estamos bien.

El primer texto

El primer sistema escrito del yoga, son los *Yoga Sutras* de Pantajali, que fueron escritos alrededor de los años 200 a 400 antes de Cristo. Fue escrito en la antigua lengua de sánscrito. El texto de Pantajali, es la primera sistematización de un conocimiento antiguo que se enseñaba de persona a persona. Los *Yoga Sutras* no son el mejor texto para que aprendas yoga por ti mismo, ya que son extremadamente complejos, sin embargo, son muy buenos para que un maestro los adapte en sus clases.

Según Pantajali, el yoga suspende las ondas mentales (*vrittis*) lo cual resulta en conciencia, que significa la habilidad de poder poner atención en tu vida. Esto significa el experimentar lo que sucede fuera y dentro de ti, en vez de consumirte por preocupaciones mientras la vida va pasando enfrente de tus narices. Lo importante es evitar el gastar toda la vida en preocupaciones y dolores de cabeza.

Para poder alcanzar esto, Pantajali enseña la práctica (*abhaysa*) y el no aferrarse (*vairagya*). El último, no necesariamente significa el despojo de todos los bienes terrenales, sino el asumir lo que significas tú y el mundo. Piensa en las veces que pierdes oportunidades debido a que no son para ti, ya sea porque no te sientes capaz de hacer el trabajo, o porque no estás hecho para esa labor. Muchos psicólogos modernos nos dirían que nos estamos juzgando mal, y que en realidad no nos conocemos a nosotros mismos en absoluto. Nuestras creencias se basan en nuestras experiencias (y con frecuencia, no correctas), las opiniones de otras personas, y nuestros miedos y prejuicios. Si esto te parece absurdo, piensa en la reacción de los niños a nuevas experiencias: son curiosos, entusiastas y positivos, reciben lo desconocido con los brazos abiertos, sin detenerse por la acumulación de recuerdos y prejuicios. La experiencia, hasta cierto punto, nos cierra la puerta al mundo, y entorpece nuestro desarrollo.

El yoga y la religión

Los antiguos libros sagrados, los *Upanishads,* describen las doctrinas místicas y esotéricas del hinduismo. Éstos datan alrededor de los años 500 antes de Cristo, y se refieren con frecuencia al yoga. Los beneficios principales que se describen son ligereza y complexión iluminada, dos estados muy deseados en los tiempos modernos. Sin embargo, la meta más elevada es alcanzar *samadhi,* una conciencia más elevada que se caracteriza por una sensación de unidad con el universo. Se trasciende el ego, y el ser individual (*atman*) se convierte en uno con el ser universal (*brahman*).

Es posible, que el *Bhagavad Gita* sea el texto más famoso. Fue escrito alrededor de los años 300 a 400 antes de Cristo, y describe al yoga como un método de alcanzar la luz, dentro del contexto de las tradiciones de disciplina espiritual hindú. Sin embargo, el hinduismo no es esencial para el yoga. Todas las religiones del mundo buscan unir al creyente con el ser supremo, y todos los practicantes del yoga, han reportado un incremento en su espiritualidad gracias a las disciplinas de su práctica. Es muy fácil orar de memoria, diciendo las oraciones, leyendo los textos, haciendo lo debido, sin experimentar la felicidad de la fe y sentir la unión con el creador. Para muchos, el yoga es una forma de llegar a esto.

Por supuesto que el yoga no requiere ningún tipo de creencia religiosa, lo cual es una de las razones por las que seguirá vigente por mucho tiempo. Mucha gente está cambiando sus religiones ortodoxas para buscar un sentido espiritual individual, su religión, basada en creencias propias. El yoga es una forma excelente para hacer esto.

Aunque la espiritualidad no sea de tu interés, el yoga te ayudará a gozar del presente. El introducirte en una actividad, como lo hacen los niños al jugar, es experimentar algo completamente, y así disfrutar cada segundo. ¿Quién puede disfrutar un paseo por el campo, o el atardecer, si al mismo tiempo está pensando en las preocupaciones laborales? El yoga te enseña a despojarte de esas preocupaciones, y sólo ser y estar en ese lugar.

Capítulo **2**

LOS SEIS CAMINOS Y LAS OCHO RAMIFICACIONES

Los seis caminos del yoga

El *samadhi*, o la realización personal, se puede alcanzar a través de seis maneras dentro del yoga, aunque algunas estén más cerradas a la práctica secular. No hay requisito alguno para comenzar cualquiera de los seis caminos.

El yoga Bhakti

El yoga Bhakti se caracteriza por la devoción. Para poder alcanzar la meta más elevada, el practicante debe enfocar su meditación en el ser supremo, y actuar sin egoísmo con su prójimo. Como lo hacen muchas religiones, el yoga aconseja amar a los que nos rodean como mensaje universal de armonía.

El yoga Gyana

El yoga Gyana (o *jnana*) se relaciona con la sabiduría, y aconseja el estudio de textos, tanto como la concentración profunda en cuestiones de la vida, tales como quiénes somos y por qué estamos aquí. Los practicantes se guían con el *Bhagavad Gita* y otros textos sagrados para buscar conocimiento como lo hacían los monjes con el evangelio buscando más sabiduría.

El yoga Karma

El yoga Karma es el yoga de acciones. Tal como sostenía Giotto que sus frescos eran, en sí, un acto de veneración, los que siguen la práctica del yoga Karma, alaban a su creador mediante el pensamiento y las acciones, y ven su trabajo como un acto de veneración.

El yoga Mantra

El yoga Mantra utiliza el sonido. El yogui mantra se concentra en el divino repitiendo un sonido o mantra. No es necesario emitir un sonido fuerte, si se hace internamente también es efectivo. El mantra más conocido es el Om, la sílaba sagrada del sánscrito usada por muchos hindúes para su meditación. Muchas religiones utilizan la práctica de emitir un sonido para concentrarse. Por ejemplo, el Hare Krishna, donde la repetición de estas palabras se utiliza para entrar en un estado de meditación trascendental en el que se siente la unidad de la creación. En un contexto secular, la Meditación Trascendental de Mahareshi Mahesh también usa un mantra, que cada maestro le da a su estudiante.

El yoga Hatha

El yoga Hatha es el único yoga físico y el que este libro te ayudará a practicar. Casi toda la gente que practica el yoga comienza y muchas veces sólo practica el yoga Hatha. Este yoga busca fortalecer la parte interna y externa del cuerpo, es decir, los órganos internos y los músculos externos, y enfocar la mente mediante actividades físicas.

El yoga Hatha es considerado por algunos como el paso preliminar al yoga Raja. La idea es que el cuerpo debe estar en su mejor estado para alcanzar la trascendencia. Esto no significa que tu cuerpo debe conformar un ideal de belleza física, sino que debe estar lo mejor posible. Por esta razón, la discapacidad o la edad no deben impedirle a la persona llegar a esta meta.

El yoga Raja

La palabra Raja significa rey, así que el yoga Raja es el rey de los yogas, o el más elevado. Este tipo de yoga limpia y fortalece la mente que ya estuvo concentrada a través de las prácticas Hatha. Cuando la mente se encuentra en su estado más puro, las distracciones se desvanecen, vienen las inspiraciones y los problemas que parecían imposibles de resolver, se resuelven. El estado profundo de relajación que induce el Raja, muchas veces es llamado estado Alpha, un estado de conciencia entre estar despierto y dormido en el que la mente se siente libre y se encuentra en su punto más elevado de creatividad.

Los seis tipos de yoga buscan unir al ser con el universo. Aunque parezca una práctica solitaria, el estudiar los textos y el repetir mantras produce un sentimiento de pertenecer que es, en realidad, lo contrario a la soledad.

Las ocho ramificaciones

La mayoría de las personas que comienzan a practicar el yoga, se dan cuenta que después de un tiempo, esto comienza a afectar su estilo de vida y sus códigos de comportamiento, y cada vez toman más control sobre sus destinos. Las ocho ramificaciones del yoga, que primero se encontraban en los *Yoga Sutras* de Pantajali, proporcionan una guía que nos ayuda a vivir utilizando el yoga en todo sentido.

Las ramificaciones son: abstinencias (*yamas*), observancias (*niyamas*), posturas (*asanas*), control sobre la respiración (*pranayama*), retirarse de los sentidos (*pratyahara*), concentración (*dharana*), meditación (*dhyana*) y realización personal (*samadhi*).

Es importante estar consciente de que el yoga no es un sistema estricto. Puedes adaptar sus ideas para que vayan de acuerdo con las tuyas, de la misma forma que aprenderás a adaptar las posturas del yoga Hatha a tu propio nivel de fuerza y agilidad.

Las abstinencias (*yamas*)

La no violencia (*ahisma*)

La primera de éstas es el principio de la no violencia (*ahisma*), que no significa solamente el no causar dolor a los cuerpos. Puede haber gente que no le levante la mano a nadie, pero que es muy violenta verbalmente, esto, aunque no causa daños físicos, causa trastornos emocionales. Puede haber gente violenta hacia su entorno, contaminando, o también existe la gente que es violenta consigo misma, ya sea de manera externa, mutilándose, o teniendo hábitos que son destructivos, tales como la bulimia o el alcoholismo.

Ahisma no es un principio pasivo; de hecho, puede requerir mucha creatividad y energía para encontrar formas de alcanzar objetivos que probablemente antes se alcanzaban usando la violencia, o la amenaza de ésta.

La verdad (*satya*)

El segundo yama es ser verdadero, sincero, *satya*. Esto no sólo significa no mentir, sino vivir con integridad. Esto puede significar no hablar mal de alguien a sus espaldas, y ser honesto con tus convicciones. No significa decir todo lo que piensas como el personaje de Jim Carrey en la película *Mentiroso, mentiroso* (que trata de un abogado que de repente pierde su capacidad de decir medias verdades y comienza a decir todo lo que piensa sin tomar en cuenta la situación). En muchas ocasiones es mejor decir una mentira.

No robar (*asteya*)

El siguiente es no robar (*asteya*), que está en contra de tomar cosas que no te pertenecen, incluyendo el crédito de algo que no te mereces, o robarle el tiempo a alguien, exigiéndoles atención y apoyo hasta un punto que no es justo. Solo tú puedes juzgar cuándo te pasaste de la raya. Todos los principios del yoga le dejan la responsabilidad al individuo, que al principio puede parecer un peso, pero en realidad ayuda a que se sienta más libre.

Continencia (*bramachanya*)

El cuarto yama es la continencia (*bramachanya*). Esto, con frecuencia, se piensa que sólo se refiere al celibato, y no es así; es más que nada un principio de moderación en todo sentido. Evita ser el esclavo de tus deseos. En los años noventa hemos visto que el concepto de adicción como enfermedad ha sido discutido ampliamente en los medios. Por desgracia, bajo esta información, el mensaje es que los adictos no se pueden controlar, ya sea que son adictos a las drogas o que tienen relaciones sexuales con extraños; el yoga no acepta esto. Tú debes llevar el control de tus apetitos y es tu trabajo controlarlos. De más está decir que debes evitar tentar a los demás con excesos dañinos.

No poseer (*aparigrapha*)

No poseer *(aparigrapha)* es el yama final, y requiere que te liberes del materialismo. En los años ochenta, mucha gente descubrió que lo material no los hacía felices. De hecho, muchas personas después de haber alcanzado la riqueza aún se sienten vacías. *Aparigrapha* no significa que debes vivir sin comodidad y riqueza, sino que debes restarle valor a los aspectos materiales.

El principio también incluye vivir sin todas las cosas que los demás tienen, ya sea muchas hectáreas de tierra o una figura perfecta.

Las observancias (*niyamas*)

Pureza (*saucha*)

La pureza (*saucha*) requiere la limpieza del cuerpo interno y externo tanto como de la mente. Se te recomienda ducharte y ponerte ropa limpia antes de practicar las posturas del yoga. Para mantener el interior del cuerpo limpio, los yoguis aconsejan una buena dieta (*sattvic*) y pranayama, un método de respiración que ayuda a limpiar el sistema.

Purificar la mente es más complicado, esto incluye el olvidar viejos resentimientos y prejuicios, igual que limpiarías un clóset. Sin embargo, al igual que el clóset, una mente limpia tiene mucho espacio libre para nuevas ideas y progreso. Las terapias modernas están de acuerdo con la idea de que tener en la mente pensamientos negativos detiene el pensamiento claro y el progreso en la vida, y que las emociones negativas pueden ser muy dañinas. Por ejemplo, el enojo no resuelto puede resultar en amargura y el aislamiento, en inseguridad.

En el futuro, trata de resolver los problemas emocionales en el momento, y evita repetir patrones de comportamiento que resulten en pensamientos negativos. Esto no significa que debes explotar de enojo en el momento, sino que debes reconocer las emociones fuertes, como el enojo, y elegir cómo reaccionar. Tampoco significa que debes actuar con temor en la vida, simplemente, reconoce y evita las emociones destructivas.

Estar satisfecho (*santosha*)

El estar satisfecho (*santosha*) te aconseja estar contento con lo que tienes, el deshacerte de deseos y que aceptes lo que el destino te depara. Si esto te hace pensar que está bien no asumir la responsabilidad de la dirección que tu vida tomará, no es así. Los antiguos estaban conscientes que hay tantos malos días como buenos. Nadie que esté vivo puede evitar pasar por alguna tragedia o tristeza. *Santosha* es como un acuse de recibo a cada momento que va formando la vida. Después de todo, ningún momento se repite, y aun los malos momentos son únicos. Además, no se puede encontrar la paz si se resiste el dolor. Piensa en la historia de Jean Dominique Bauby, que fue editor de la revista francesa *Elle* sólo una vez. Después de un infarto, quedó débil hasta el punto de no poder moverse ni hablar y por esto comenzó a padecer el síndrome de encierro. Después de esto, hizo un escrito sobre su enfermedad, y cómo terminó con ella en su libro *The Diving Bell and The Butterfly*. Él dictaba palabra por palabra, utilizando el movimiento de sus párpados para comunicarse. Bauby encontró una paz profunda al aceptar su condición, en vez de pelear con ella mentalmente. Si él hubiera continuado comparando su presente con su pasado, su vida hubiera sido un tormento. *Santosha* también aconseja no renegar de tu presente, soñando despierto y fantaseando, en otras palabras, deseando que tu vida sea diferente. Es mucho mejor que estés completamente vivo en tu vida mientras vives.

Austeridad (*tapas*)

La austeridad (*tapas*) no tiene nada que ver con usar camisas de hilos naturales ni arrodillarse sobre el piso frío. En realidad, significa observar la disciplina y la simplicidad. Este estilo de vida te ayudará a que alcances tu propósito, en vez de vivir distraído en una vida complicada. La novelista Anne Fine, autora de *Mrs Doubtfire*, describe en una entrevista en *The Guardian* (un periódico inglés), el momento en que ella se dio cuenta de cómo alcanzar el éxito como escritora. Estaba escuchando una obra teatral por la radio mientras cambiaba las sábanas. Uno de los actores dijo las palabras simplifica, simplifica y ella se dio cuenta que eso era lo que ella debía hacer con su vida. Desde ese momento, dejó de realizar todas esas pequeñas tareas innecesarias que consumían su tiempo, energía y pensamientos, y se dedicó a lo que en realidad quería y debía hacer.

La palabra *tapas* viene de la palabra tap, que significa quemar o fuego. La observancia de *tapas* te ayudará a mantener encendida tu luz interior, y a que permanezca más luminosa.

El estudio (*svadhyaya*)

El estudio *(svadhyaya)* requiere el estudio de la vida y su significado, y cualquier estudio o actividad que incremente el conocimiento del ser. Esto puede incluir la ayuda voluntaria o el pasar tiempo con ancianos o niños, actuar en el mundo como para que salgan a relucir aspectos inesperados y desconocidos de nuestro ser. También requiere algo de soledad y reflexión, dándote tiempo para conocer cómo funciona tu propia mente y el mundo que te rodea.

Atención al divino (*ishvara pranidhana*)

La atención al divino *(ishvara pranidhana)* significa sobrepasar al ego, ya que estás intentando convertirte en uno con el ser supremo. Para alcanzar esto, es mejor emprender la vida a corto plazo en vez de a largo plazo, y enfocar tu energía y pensamiento al amor más puro, el progreso, la creación, *ishevara*, sin dejar de ponerle atención a los asuntos y necesidades cotidianos.

Las *asanas* serán explicadas con detalle en el Capítulo 4, y *pranayama* y las cuatro últimas ramificaciones, en el Capítulo 8, que aborda la meditación.

Capítulo 3

EL YOGA
Y LA CURACIÓN

Hace más de dos milenios, Buda dijo: Tú eres lo que piensas. Hoy, mientras nos desencantamos de la medicina moderna, volvemos a considerar esta antigua sabiduría. La homeopatía es cada día más popular, ya que se basa en el principio de evocar las propiedades naturales curativas del cuerpo, en vez de saturarlo con síntomas incómodos e innecesarios.

A veces se le llama fuerza de la vida al impulso natural del cuerpo para sanarse y fortalecerse. Esta fuerza a veces se detiene, debido a que no respondemos a las necesidades de nuestro cuerpo, como por ejemplo, seguir una dieta balanceada, hacer ejercicio, y mantener una estabilidad mental. Sin embargo, es una fuerza muy poderosa y a pesar de los abusos de varios años, sigue adelante. Si no fuera tan fuerte, la gente que prefiere tomar alcohol en vez de té no tendría ninguna oportunidad de curarse de una infección.

El yoga no solamente fortalece y tonifica los músculos, sino que también fortalece y tonifica la mente, haciéndote sentir que tienes más control sobre tu vida. Esto es muy importante para evitar y combatir infecciones.

Todos sabemos que los placebos muchas veces pueden curar a una persona que se está quejando, simplemente por el poder de la sugestión. Muchos doctores y psicólogos atribuyen las curaciones misteriosas que ocurren en los santuarios, tales como el de Lourdes y Asís, al poder de la mente del peregrino y no al poder divino. Al mismo tiempo, periódicos y revistas reportan una gran cantidad de casos en los que los pacientes que se encontraban en una etapa final de alguna enfermedad terminal, comienzan a recuperarse debido a su determinación por estar bien. Ellos a veces dicen que sucedió porque no podían abandonar a sus hijos, o porque eran muy jóvenes para morir. Pero, en realidad, tomaron control sobre su enfermedad, y por ende, sobre su vida, dirigiéndose hacia donde querían llegar. De la misma manera, es muy difícil curar a una persona que ha perdido la voluntad de vivir. Con esto nos referimos a una lucha mental por vencer la materia y no a una lucha física.

El yoga y la tensión

La segunda mitad del siglo XX se convirtió en una cultura muy acelerada. Vemos más cambios en una década que los que vieron nuestros antepasados del siglo XIX en toda su vida. Queremos tener transporte y comunicación cada vez más veloces. Queremos realizar nuestras metas laborales cada vez más rápido, y nos relajamos llevando la misma velocidad, haciendo ejercicio aeróbico de alto impacto, o deportes peligrosos. También nuestros hijos se están desarrollando con más velocidad, estimulados para que alcancen habilidades académicas siendo muy pequeños, y que planeen sus carreras y estilos de vida siendo aún adolescentes. Aunque ahora podemos vivir por más tiempo, sentimos que no hay tiempo que perder.

Un poco de tensión es esencial. Sin ella, no podríamos cumplir con nuestros trabajos puntualmente y nada nos haría entrar en acción. Un atleta jamás podría ganar una carrera si no sintiera un poco de tensión, la suficiente como para exigirse llegar a la meta.

Sin embargo, demasiada presión puede destruir nuestra salud mental y física. Puede causar problemas cardíacos, úlceras, hipertensión, depresión y hasta el suicidio. Por otra parte, la gente sin trabajo y los jubilados descubren, al encontrarse sin propósito y con demasiado tiempo libre, que no tener suficiente actividad provoca otro tipo de presión que es dañina también. Mucha gente que vivió para su trabajo, como la gente que está a cargo de su propio negocio, poco después de jubilarse, muere. Este tipo de gente no puede soportar el no tener nada que hacer, y por esto, se tensionan terriblemente.

Si trabajamos excesivamente, o si nos comprometemos con la sociedad de manera que nos volvemos locos para poder cumplir con nuestras promesas, nos tensionamos mientras hacemos nuestro esfuerzo por llegar a nuestro objetivo. Por otra parte, si sentimos que la vida pasa, y que no estamos contribuyendo, también nos tensionamos. Nuestros corazones se aceleran, y nos sentimos tan ansiosos que no podemos relajarnos.

Nuestros corazones se aceleran debido a la adrenalina. Nuestros cuerpos responden al peligro mediante pelea o huida, bombeando adrenalina a través del sistema nervioso, estimulando a los músculos para que entren en acción, mientras se detienen procesos secundarios como la digestión. Esta respuesta de pelea o huida data desde los tiempos en que cargábamos nuestras lanzas y huíamos de los tigres dientes de sable. A medida que cruzábamos la colina, nuestra adrenalina se dispersaba naturalmente y la velocidad en que latía nuestro corazón regresaba a la normalidad.

Por desgracia, si esto sucede mientras estamos atrapados detrás de una computadora, sin poder atravesar la colina, por lo menos hasta el amanecer, la adrenalina permanece donde está, sin uso, lo cual es muy dañino. Toda esa azúcar, que corre por las venas para bombear los músculos llenos de energía, no tiene a dónde ir. El resultado puede ser arterias congestionadas. Al estar más angosto el espacio donde corre la sangre, el corazón tiene que esforzarse más para irrigarle sangre a todo el cuerpo. Esto puede causar severos problemas cardíacos.

El combate de la tensión se está convirtiendo en una industria multimillonaria. Grandes corporaciones contratan a aromaterapeutas, hipnotistas, y gurús de la tensión para calmar a su personal y ayudarlos a continuar trabajando. Una de las pérdidas más grandes que reportan las compañías es por faltas del personal debido a enfermedades relacionadas con la tensión. Las tiendas están repletas de cintas con sonidos de olas y ballenas, velas aromáticas y cristales, libros, tablas y panfletos, todos elementos que ayudan a la relajación. Muchos de éstos funcionan, pero el que los doctores más recomiendan es el yoga. La razón por la cual el yoga funciona para combatir la tensión es porque desvía la mente de la ansiedad. Practicándolo, comenzarás a conocerte a ti mismo, no al que tiene que ir a juntas y seguir horarios, sino a la esencia de tu ser. Este conocimiento te dará seguridad en ti mismo, ayudándote a reorganizar tus prioridades para no estar permanentemente exhausto, y para no perderte de lo bueno de la vida. Te ayudará a ser seguro pero no agresivo, bueno pero no tonto, y conforme sin estar satisfecho de ti mismo.

Te ayudará a incrementar la comunión con, y respeto hacia tu cuerpo. El deseo por estimulantes externos disminuirá (después de unos meses de yoga muchos fumadores dejan de fumar con facilidad). También sentirás menos ganas de comer cualquier cosa y no hacer ejercicio por estar cansado. El yoga te ayudará a estar menos cansado ya que al reducir tu ansiedad, podrás dormir mejor.

Este bienestar es duradero, y podrá ayudarte a disipar serios problemas, como los del corazón, además de hacerte ver más joven. Cuando le preguntaron a un hombre de cien años su secreto de salud, respondió: Es sencillo, comer buena comida y no preocuparme.

Terminar con las adicciones

Muy pocos de nosotros llegan a la edad adulta sin ninguna adicción, ya sea a los cigarrillos, al ejercicio intenso (las hormonas se liberan en el cerebro debido a ejercicio excesivo causando una sensación de excitación) chocolate, galletas o tomar café todo el día. Lo que tienen en común todas las adicciones es que sentimos que las necesitamos para mantener nuestro equilibrio. Los fumadores tienen miedo de quedarse sin cigarrillos, mientras que los corredores temen no poder salir a correr. En realidad, ellos no necesitan esto, al contrario, a lo largo del tiempo estas adicciones les causarán grandes daños.

Ellos saben esto, pero después de los síntomas que sentirán al abandonar las adicciones, se sentirán bien, o quizá mucho mejor que antes. Sin embargo, la parte más insidiosa de la adicción no es la física, sino la psicológica. Nueve veces de diez, cuando un fumador dice me muero por un cigarrillo, es debido a un síntoma psicológico, no físico. Ven al cigarrillo como un apoyo emocional que los hará sentirse más relajados o más seguros de sí mismos. Ellos creen esto, aunque cada vez que fumen, no logren conseguir lo que buscaban.

El combatir una adicción por completo requiere de un enorme esfuerzo. El yoga ha ayudado a muchas personas a romper el esquema porque las ayuda a verse a sí mismas. Muchos adictos piensan que tienen personalidades inclinadas a las adicciones, y creen que ellos caen más fácilmente en adicciones que otra gente. Esto no es real. Puede ser que ellos mismos se vean así porque fracasan cada vez que intentan abandonar sus adicciones, o las reemplazan por otras. No recuerdan que no siempre fueron así, que cuando eran niños no comían de más ni compraban compulsivamente, saturando las tarjetas de crédito.

Los ejercicios de meditación dharana y dhyana (véase Capítulo 8) son especialmente útiles para despojarte de las ideas sobre ti mismo que has acumulado a través de los años. Muchas veces decimos que debemos encontrar al niño interior, el ser que comenzó a vivir esta vida, que significa: descubrir la esencia de tu ser. Esta idea es muy útil para aquéllos que quieren acabar con hábitos que adquirieron siendo adultos. Los beneficios son inmensos; te sentirás más saludable y mentalmente más fuerte, capaz de no caer dentro de los patrones de adicción en el futuro.

Los fumadores encuentran muy benéfico el hatha asana de la pose del pez (véase Capítulo 4) porque los hace sentirse muy conscientes de sus pulmones. Los ejercicios de respiración también ayudan a desarrollar conciencia. Te sentirás mucho mejor al darte cuenta de que tu capacidad pulmonar es mayor por haber dejado de fumar.

El yoga y la juventud

Olvídate de las cremas faciales, las cirugías plásticas, los alimentos fantásticos y las vitaminas; el yoga es lo mejor para conservar la juventud.

El yoga no sólo afloja las coyunturas y relaja los músculos, sino que *disminuye la velocidad* del proceso de envejecimiento. Esto puede parecerte un milagro, o quizá ridículo, hasta que comiences a darte cuenta de que el tiempo cronológico y el orgánico no corren paralelamente. Por ejemplo, cuarenta, para nosotros que sabemos que podemos vivir el doble de esa edad, nos parece joven, pero para la gente de la época medieval, una persona de cuarenta años era anciana. En esa época, una persona de cuarenta años debería haber vivido todo lo que tenía que vivir, en cambio, para nosotros, los cuarenta es sólo una etapa más en nuestro progreso. La longevidad no sólo se debe a los avances en alimentación y medicina. En parte, también se debe al resultado de esperar vivir una vida más larga. No queremos morir en nuestra edad media, así que no detenemos nuestro paso durante esa etapa de la vida.

La voluntad de no morir jóvenes puede ser complementada con la práctica del yoga, principalmente porque da serenidad, lo cual es la antítesis de la tensión, que es la causante primordial de nuestro rápido envejecimiento.

La preocupación es otra causa de envejecimiento prematuro, y puede llevarte a enfermedades y a la muerte a temprana edad. Los yoguis antiguos practicaban mucho el mantener sus ansiedades a la distancia equivalente a un brazo, para poder ver mejor cómo neutralizarlas. Sabían que esto era un mejor sistema que ingerir los problemas enteros, y los ayudaba a mantenerse más inmunes a las enfermedades. Recién a finales del siglo veinte, estamos aprendiendo a asimilar un poco de su sabiduría. Descubrimos conceptos como la personalidad cancerígena, y una serie de características en personalidades que incluyen la ansiedad. Se cree que dichas características pueden hacer que las personas que las poseen sean propensas al cáncer. El tener conflictos sin resolver puede causar cistitis, migraña, y gripes frecuentes.

El no sentirse ansioso puede prevenir el desarrollo de las líneas de expresión, que son la manifestación de las preocupaciones.

El yoga también te ayuda a conocerte y a tener voluntad para vivir con integridad. En otras palabras, sé sincero contigo mismo. Esto no sólo significa *no* vivir en una mentira, sino también escucharte a ti mismo y tener el valor de ser quien eres en realidad. La gente que puede hacer esto se mantiene más joven, en cambio, la gente que va en contra de sí misma haciendo concesiones con su naturaleza, envejece más rápidamente. Esta juventud surge de la falta de preocupación por aparentar lo que no son, ya sea en cuestiones de gusto, políticas, creencias religiosas, elección de amigos, o estilo de vida.

Recuerda a Cliff Richard, más conocido como Peter Pan, un ser sin edad. Claro, tú puedes decir que su fortuna amortiguó muchos de los golpes más duros de la vida, pero recuerda que la riqueza no siempre puede resolver dilemas. De hecho, la historia está llena de ejemplos de pobres niños ricos, desdichados debido a su fortuna. No, el secreto de Cliff Richard es que vive con integridad. Él es honesto en su forma de ser, a pesar de la naturaleza de su creencia cristiana, y las críticas a su música. Seas o no admirador de su trabajo, no puedes negar que conoce bien el mayor secreto para permanecer joven: creer en sí mismo.

En el aspecto físico, los ejercicios de yoga mejoran el tono muscular y la circulación sanguínea. Ésta última, le dará a tu piel más elasticidad, haciéndote ver más joven. Los músculos más flexibles le darán un pequeño rebote a tu paso, y esto también es señal de juventud.

Finalmente, la seguridad en ti mismo que te inspira el yoga te pondrá en control sobre tu vida. Cuando en realidad *sientas* que tú eres el encargado de tu propio destino, vivirás una larga vida. Después de todo, es tu decisión.

Capítulo **4**

LAS POSICIONES HATHA (ASANAS)

El presente capítulo es una guía para aprender a realizar cada postura Hatha, llamada *asana*. No esperes poder realizarlas todas la primera vez que lo intentes, y recuerda que es mejor poder hacer algunas de ellas bien, que todas mal. Pon mucha atención a los ejercicios de calentamiento y relajación (posturas de cuerpo muerto) ya que debes incluirlos en tus sesiones cotidianas. Después de todo, al igual que no comenzarías a hacer tus ejercicios aeróbicos sin hacer precalentamiento, no debes olvidar hacerlo cuando practiques yoga. Estás en realidad ejercitando tus músculos, aunque te parezca un ejercicio suave.

Recuerda también que cada *asana* debe ser balanceada con su contraria simétrica. Cada vez que te estires hacia adelante, debes hacerlo hacia atrás, y si te estiras hacia la izquierda, luego debes hacerlo hacia la derecha. Esto le da la oportunidad a cada músculo que trabajas de que se relaje.

Si sufres de presión alta, si tienes problemas cardíacos, o estás menstruando, no hagas las posturas invertidas, tales como pararse en los hombros o en la cabeza. Si no estás seguro de poder realizar alguna posición debido a algún problema de salud, no dudes en consultar a tu médico. De todas formas, la mayoría de las veces, los médicos están a favor de tu iniciativa.

No pienses que el yoga es sólo para gente delgada. Para la gente con sobrepeso, hacer algunos ejercicios será un poco más complicado, pero no te desesperes y pronto los harás sin problemas. Mucha gente con sobrepeso utiliza el yoga para construir una base para poder realizar otros ejercicios, ya que éste fortalece los músculos y aumenta la flexibilidad. Además, el yoga puede ayudar a la gente a combatir problemas de sobrepeso. No sólo tonifica la musculatura, lo cual te hace ver más delgado, sino que también te aconseja llevar una dieta más sana y balanceada. Aquéllos que llevan una vida sedentaria, se sentirán más jóvenes y aumentarán sus ganas de hacer ejercicio.

Puede ser que las primeras veces que intentes realizar estas *asanas*, las encuentres incómodas. Si es así no te tortures intentando mantener las posturas por determinado tiempo. Aunque te parezca mentira, ¡estas posturas algún día te parecerán cómodas!

Mantén este libro a la mano y practica las posturas cuantas veces sea necesario para asegurarte de que las estás haciendo correctamente. Si no estás seguro, busca un profesor para que te guíe en los puntos finales y utiliza este libro como apoyo mientras practicas el yoga en casa.

Respiración mediante el diafragma

Para sacarle todo el provecho a los siguientes ejercicios, es esencial que respires correctamente. Comenzamos nuestras vidas respirando apropiadamente, sin embargo, la mayoría de nosotros, al alcanzar la madurez, respiramos incorrectamente, utilizando la parte superior del cuerpo. Nuestra idea de un buen respiro es llenar nuestro pecho con aire y sumir el estómago, como un sargento parado cuando le dicen: ¡atención! En realidad, nuestro pecho debe quedarse donde está. La acción debe ocurrir más abajo, en el diafragma.

El diafragma es el músculo largo y delgado situado debajo de los pulmones. Para localizarlo, coloca tus manos en tu estómago, debajo de las costillas, y tose. Sentirás un músculo temblar debajo de tu mano: éste es tu diafragma. Ahora, manteniendo la mano donde está, repite la tos lentamente, pero esta vez, sin resistir el flujo de aire que pasa a través de tu garganta, que es lo que haces cuando toses. Sentirás una columna de aire que sube por tu cuerpo y que tu diafragma se contrae, mientras sube de acuerdo al movimiento. Respira profundamente, y sentirás cómo el diafragma se expande mientras baja. Trata de sostener un diccionario, o un objeto similar, sobre tu cabeza. Mientras respiras, sentirás tu diafragma contraerse y expandirse, mientras baja. Enfoca tu respiración usando sólo este músculo, recuerda mantener tu pecho y tus hombros bajos.

Los cantantes de ópera y los músicos que tocan instrumentos de viento deben saber muy bien cómo respirar utilizando el diafragma. Sin esta respiración, no podrían sostener notas prolongadas y entonadas, ni podrían controlar el volumen y la pureza del sonido que emite un clarinete. ¡Las respiraciones cortas y débiles sólo producen canciones sin fuerza y del clarinete sólo salen ruidos! La próxima vez que veas a Pavarotti cantar, date cuenta cómo su pecho no sube y baja mientras él canta; el aire que utiliza para cantar es impulsado desde el diafragma.

Respirar de esta manera estimula al plexo solar, el conjunto de nervios que está relacionado con el área abdominal, situado en lo que llamamos la boca del estómago. El que entre bastante oxígeno a esta área mantendrá a los órganos internos, como los riñones y el páncreas, funcionando bien. Esto, por supuesto es bueno para la salud en general. Aquí es donde se sitúa el chakra Manipura. De acuerdo con los yoguis, de aquí surge la fuerza de la vida, el fuego interior que nos impulsa en ella. Piensa como un fuego que necesita aire para avivar más la llama. La respiración superficial sólo lo dejará débil y chispeando. Cuando decimos tengo un presentimiento, siento un vacío en la panza nos referimos a esta área, una sensación instintiva tan fuerte que en vez de pensarlo, se manifiesta de esa forma, de manera que debes confiar en esa sensación. La buena respiración que se enseña en el yoga también te ayudará a agudizar tus instintos.

La respiración usando el diafragma requiere de mucha práctica para poder hacerla sin pensar. Es mejor si no ejercitas esta respiración sólo en las sesiones de yoga. Intenta hacerlo durante diferentes momentos en el día, hasta que lo hagas naturalmente.

Conciencia

El respirar correctamente puede causar un estado de conciencia. Éste es un estado mental en el que estamos conscientes de nosotros mismos y de lo que nos rodea. Cuando decimos vivir el momento significa entrar a una experiencia, y vivirla completamente. Tampoco debe confundirse con un momento de imprudencia, en el que el cuidado y la responsabilidad son arrojados al viento. Debe ser un momento en el que cada canal de percepción, y cada sentido, están alertas, y en el que estamos vivos en cada instante, aun el más mundano. El poeta norteamericano Robert Frost describe en su poema *Stopping By Woods On A Snowy Evening* (Deteniéndose en los bosques en una noche de nieve) un momento en una noche oscura y fría, después de una larga jornada, su ciclo de conciencia al mirar profundamente el bosque: *Los únicos sonidos son el del viento y los copos de nieve cayendo. El bosque se ve hermoso, oscuro y profundo.* El lector puede casi sentir la quietud y serenidad que el poeta disfrutó antes de regresar a sus tareas: *Pero tengo promesas que cumplir. Y millas que andar antes de que pueda descansar.*

La enseñanza del Budismo Zen muestra el mismo principio de estar alerta al entorno. Simplemente, al rendirnos a nuestro entorno por un instante, de vez en cuando, podemos apreciar la belleza del universo y la verdadera vida. La próxima vez que estés lavando los platos intenta hacer un poco de Zen. Quita de tu mente todos los pensamientos, y concéntrate en lo que estás haciendo, sin tomar nada más en cuenta. Siente realmente la temperatura del agua, la espuma del jabón, la acción de tus manos, y cómo la suciedad se desprende de los platos. Escucha el sonido de la esponja al frotar la olla. Cuando termines, te sentirás fresco y te darás cuenta de que hiciste un muy buen trabajo lavando esos platos. Puede ser que hasta encuentres relajante y agradable la experiencia de lavar platos.

A este estado de conciencia se refieren las enseñanzas yoguis. Un estado que ayuda a mejorar las posturas Hatha y sus resultados. Cuando realices tus sesiones de yoga, hazlas en forma Zen, concentrándote en cómo se siente tu cuerpo y lo que estás haciendo. Eventualmente este hábito de concentrarte en lo que haces se filtrará en tu vida cotidiana, enriqueciéndola enormemente.

Posiciones sentado, parado y acostado

Pon en el piso una cobija o una colchoneta. Asegúrate de que tu ropa sea cómoda, y siéntate en la colchoneta con tus piernas cruzadas. Si estás forzando mucho tus caderas con esta posición, pon un cojín debajo de cada rodilla. Si te sientes incómodo, no podrás relajarte. Si aun así la posición es incómoda, estira tus piernas frente a tu cuerpo, separadas (a la misma distancia de un hombro a otro), y con las rodillas dobladas. Si quieres puedes poner una cobija doblada debajo de tu cuerpo para aumentar el soporte. No te desalientes por las dificultades, ya que las molestias pronto disminuirán.

Asegúrate de no apoyar tu peso sobre la base de tu espina, sino sobre tu hueso pélvico. Viendo la forma de tu abdomen, te darás cuenta si lo estás haciendo bien, ya que debe estar extendido y derecho, y no contraído y curvo hacia adentro. Endereza tu espalda, alza tus manos y descansa los hombros. Imagina que tienes un hilo atado en el centro de tu cabeza, y estírate hacia el techo (pero no demasiado como para que tu espina se atore, no estás en un desfile militar). Pon tus manos, con las palmas hacia arriba, sobre tus rodillas. Respira profundamente y exhala lentamente. Mientras respiras, trata de concentrarte en tu cuerpo y en cómo se siente. Deja que tus hombros se eleven y caigan naturalmente, acompañando tu respiración.

Ahora, imagina que en cada respiración, el aire que inhalas es una luz blanca y limpia, y el que exhalas es gris y con humo. Piensa que la luz blanca empuja hacia afuera las tensiones y quejas que acumulaste durante el día. Cuando exhales, saca a esa junta, al tráfico, a ese sobregiro, y en la próxima respiración inhala un río de montaña.

Permítete enfocarte, por el tiempo que lo requieras, en lo que estás haciendo, dónde estás, y cómo se siente tu cuerpo. Éste es tu tiempo, permítete penetrarlo. El mundo puede esperar.

Ya que estés relajado, estira un poco tus brazos y párate lentamente. Estás por hacer la montaña (*tadasana*). Ésta es una *asana* muy sencilla que es sorprendentemente beneficiosa. De hecho, cuando la hagas, te darás cuenta de que casi nunca te paras verdaderamente derecho. Sentirás cómo caen de tus hombros los años de estar encorvado.

La montaña (*tadasana*)

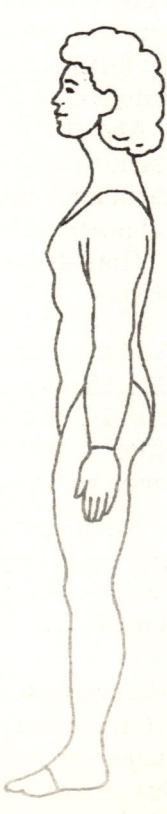

La montaña

Comienza por despertar a tus pies. Párate de puntitas un par de veces, luego vuelve a apoyarlos por completo en el piso. Dobla los dedos de tus pies para que la sangre fluya bien, y párate con tus pies juntos y la espina derecha. Si te concentras en elevar los músculos sobre las rodillas, podrás mantenerlas flojas. Fíjate que tu estómago esté derecho, no hacia afuera ni hacia adentro, y contrae los glúteos. Deja que tus manos, con las palmas hacia adentro, descansen sobre tus caderas.

Respira profundamente, relaja tus hombros y abre tu pecho. Recuerda el hilo que va desde tu cabeza hacia el techo, y relaja los músculos faciales. Respira normalmente y siente cómo tu cuerpo mantiene el equilibrio, siente el espacio a tu alrededor, y el piso debajo de tus pies. Es mejor hacer este ejercicio con los ojos cerrados. Estarás cada vez más consciente de cada músculo y tendón de tu cuerpo. Gradualmente, esta conciencia se volverá más general, teniendo como resultado una mejor postura. El pararte y caminar derecho no sólo te hará ver más delgado y dinámico, sino que mejorará tu salud en general, ya que te permite respirar mejor.

El precalentamiento

1. Párate en el *tadasana* manteniendo tu cara hacia adelante. Respira profundamente y, mientras exhalas, lentamente inclina tu cabeza hacia la izquierda y tu oreja hacia tu hombro. Cuando vuelvas a respirar, eleva tu cabeza hacia el centro e inclínala hacia la derecha cuando exhales. Repite esto seis veces de cada lado. Concéntrate en mantener estos movimientos fluidos y parejos. Los movimientos bruscos pueden causarte dolor.

    Ahora, al exhalar, baja tu barbilla hacia el pecho, y elévala cuando inhales. Repítelo tres veces. Luego, inclina tu cabeza hacia atrás mientras exhalas y regrésala a su posición vertical mientras inhalas.

    Trata de no inclinar tu cabeza demasiado hacia atrás para no oprimir los músculos del cuello.

2. Ahora levanta los hombros y muévelos hacia atrás en una rotación suave, como si dibujaras dos círculos pequeños en el aire. Trata de que estos círculos sean lo más perfectos posibles. Hazlo cinco veces, y luego repite este movimiento cinco veces hacia adelante.

    Ambos precalentamientos, 1 y 2, son muy buenos para aliviar las tensiones acumuladas del cuello y los hombros, especialmente, para la gente que trabaja frente a computadoras o máquinas de escribir.

3a. Manteniendo el *tadasana*, levanta las manos sobre tu cabeza, mantén tus brazos derechos y entrelaza los dedos formando un puente. Todavía mirando hacia adelante, estira tus brazos por completo, manteniendo tus pies bien apoyados en el piso. Esto hará que tu espina se estire bien.

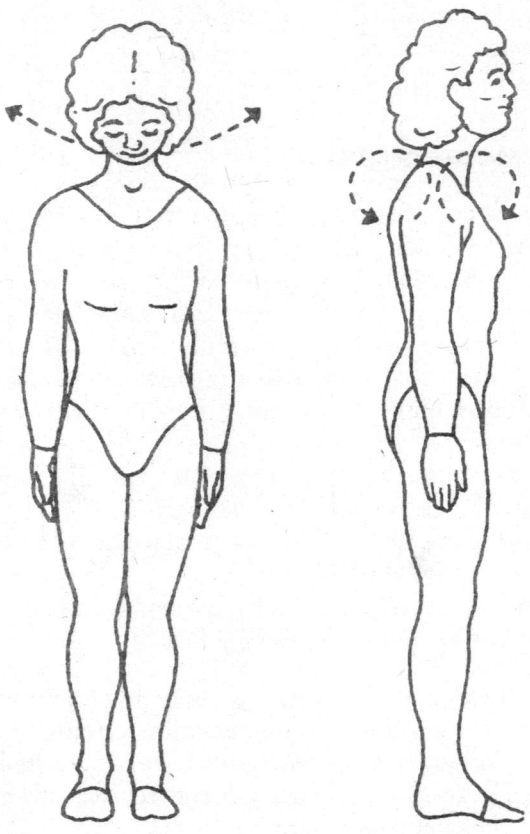

Precalentamiento 1 **Precalentamiento 2**

3b Ahora vuelve tu brazo izquierdo al costado del cuerpo, pon otra vez la palma hacia adentro apoyada en la cadera izquierda, manteniendo el brazo derecho elevado. Permite que el brazo derecho te guíe hacia la derecha para estirar tu lado izquierdo. Mantén tus caderas y tu pecho hacia adelante y tus pies totalmente apoyados en el piso. Ahora, estírate hacia la derecha con tu brazo izquierdo elevado. Repite este ejercicio tres veces para cada lado.

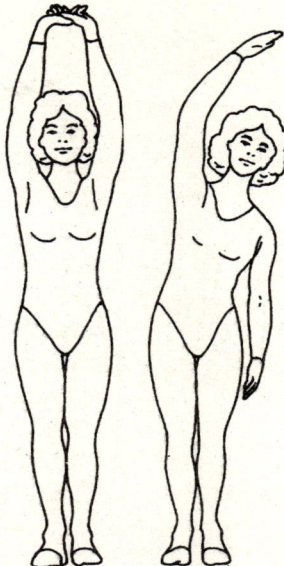

Precalentamiento 3a y b

4 Deja tus brazos caer flojos a los lados y mécete suavemente hacia la izquierda, y luego hacia la derecha, en un movimiento lento. Mantén tus caderas hacia adelante y tus pies totalmente apoyados, pero lleva los hombros y la cabeza mientras te meces. Repítelo tres veces.

5 Ahora, para estirarte hacia atrás, dobla los brazos detrás de tu espalda, agarrando cada codo con la mano contraria. Si esto es muy difícil, coloca las manos sobre la parte inferior de la espalda. Agarrándote firmemente con las manos, contrae los glúteos, empuja tus caderas hacia adelante, y tu cabeza y tus hombros hacia atrás, de manera que tu cuerpo forme una curva hacia atrás. Debes centrar tu peso en los talones. Si sientes que es incómodo, o que te puedes caer, sosténte del respaldo de una silla para sentirte más segura. Siempre mantén el peso sobre los talones, ya que si no lo haces, puedes perder el equilibrio y caerte hacia atrás.

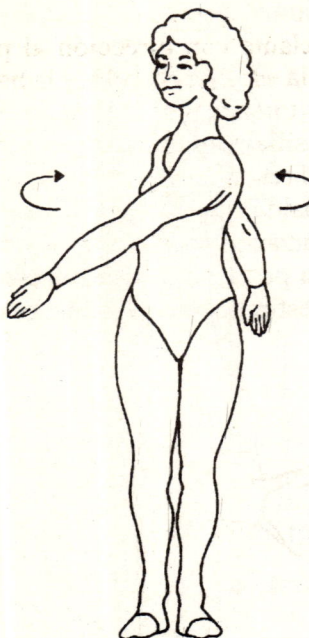

Precalentamiento 4

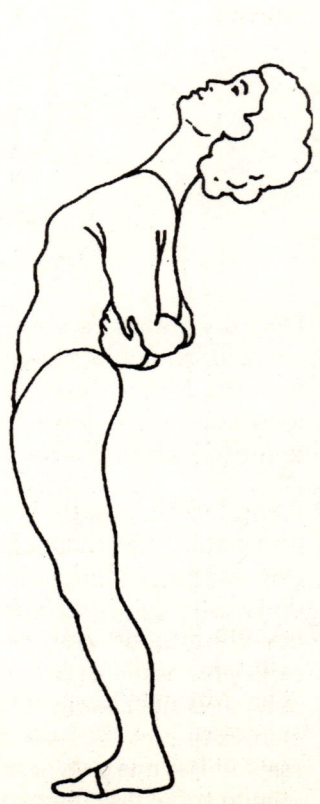

Precalentamiento 5

6 Para estirarte hacia adelante, mantén los brazos doblados hacia atrás, e inclínate hacia adelante con dirección al piso. Dóblate desde las caderas, con la espalda derecha y la barbilla hacia adelante, hasta que tu torso forme un ángulo recto con tus piernas. Si necesitas la silla para mantener el equilibrio, mantén tus manos sobre el respaldo y poco a poco retírate hacia atrás, hasta que tu espalda esté derecha. Deténte en el momento en que te estés esforzando mucho, aun si sientes que no has cambiado mucho la posición desde que estabas parada derecha. Aunque sea un estiramiento pequeño, es muy bueno.

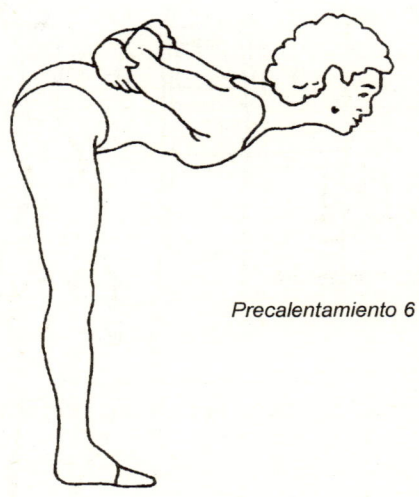

Precalentamiento 6

7 Ahora, las piernas. Para este ejercicio es probable que necesites del respaldo de una silla, la cual debes colocar a tu derecha. Mirando hacia adelante, eleva tu brazo derecho o sostén el respaldo de la silla, y eleva tu pierna izquierda de manera que el talón toque el glúteo derecho. Sostén tu tobillo con la mano izquierda, y detenlo. Lo ideal es que la rodilla izquierda esté dirigida hacia abajo. Este es un estiramiento que ha-

cen los corredores antes de una carrera, y también es bueno para el enfriamiento. Mantén la posición por un momento, o hasta que te sientas incómoda, luego repite el ejercicio con la otra pierna.

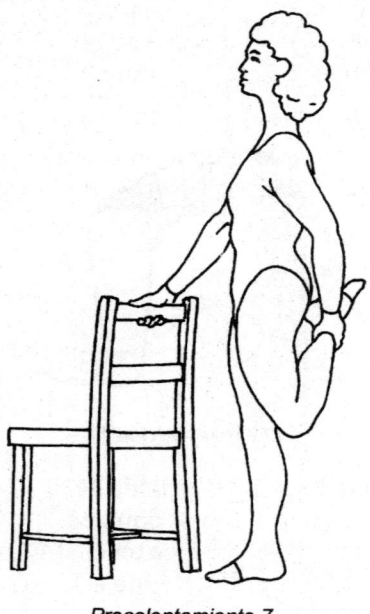

Precalentamiento 7

8 Repite el paso 3. Luego sacude tus piernas y brazos suavemente.

El gato

Esta *asana* fue desarrollada al estudiar los movimientos de los gatos mientras se estiran perezosamente después de tomar una siesta, o cuando interrumpen su andar para estirarse enérgicamente. Te será útil pensar en sus movimientos mientras lo realizas. Además, es una forma estupenda de despertar al cuerpo entero, ya que estimula la circulación.

LAS POSICIONES HATHA (ASANAS)

Arrodíllate con las manos apoyadas en el suelo, y sepáralas a la misma distancia que hay entre los hombros. Si puedes, mantén los brazos estirados durante todo el ejercicio. Respira profundamente, y mientras exhalas, baja la barbilla hasta el pecho, dirigida hacia el abdomen. Arquea la espalda, redondeando los hombros y manteniendo los glúteos abajo. Tu espina ahora debe estar estirada formando una C no muy pronunciada.

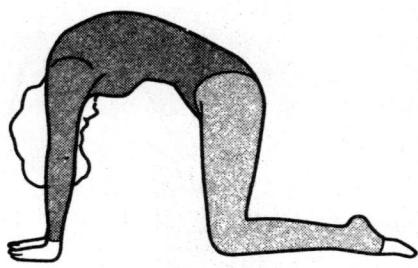

El gato (posición 1)

Mientras inhalas, arquea tu espalda hacia arriba en una posición cóncava y levanta la cabeza, doblando tu cuello y hombros hacia arriba. Ahora, tu espina debe tener la forma de una C suave, pero mirando hacia arriba. Repite estas dos posiciones cinco veces cada una. Debes concentrarte en crear un movimiento lento y fluido. ¡Piensa en un gato delicado, no en un tigre, mientras lo hagas!

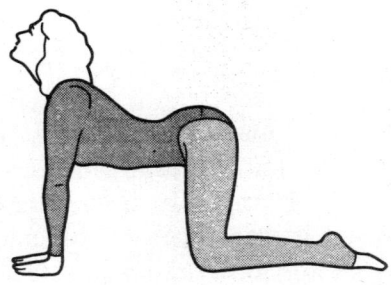

El gato (posición 2)

El gato (avanzado)

Desde la posición inicial del gato, respira profundamente y arquea tu espalda mientras exhalas. Esta vez, lleva tu rodilla derecha hacia tu frente. Baja la frente para que se puedan tocar.

Cuando inhales, arquea tu espalda hacia abajo y levanta la cabeza. Lleva tu pierna derecha hacia atrás y hacia arriba lo más que puedas. No des una patada para realizar este movimiento. Vuelve a la posición inicial y repite el ejercicio, pero del lado izquierdo. Hazlo tres o cuatro veces de cada lado, o hasta que te canses. Esta es una *asana* muy vigorosa, de manera que requiere de fuerza física para mantener el movimiento fluido y controlado.

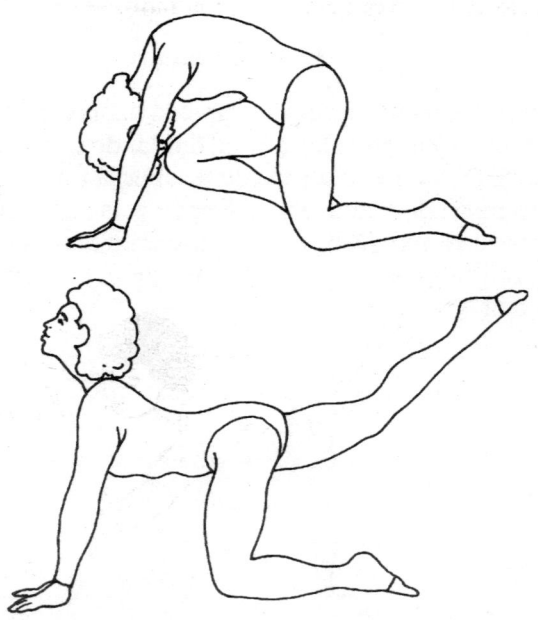

El gato (avanzado) posiciones 1 y 2

La canoa

Este es un buen ejercicio para tonificar los músculos abdominales y la espina dorsal. Comienza por recostarte sobre tu estómago, con tus brazos estirados frente a ti, y tus piernas estiradas detrás. Los empeines de los pies y la barbilla deben tocar el piso. Mantén los pies y las manos separados a la misma distancia que hay entre los hombros.

Respira profundamente, y mientras inhalas, levanta tu pierna derecha y tu brazo izquierdo, y estíralos manteniéndolos derechos. Levanta un poco tu cabeza sin estirar tu cuello. Trata de mantener la cadera derecha y el hombro izquierdo en contacto con el suelo. Mientras exhalas, baja tu pierna y tu brazo. Inhala y repite el ejercicio, pero con la pierna izquierda y el brazo derecho. No mantengas la posición por demasiado tiempo, ya que no es bueno terminar el ejercicio dejando caer el brazo y la pierna. Repítelo tres veces de cada lado.

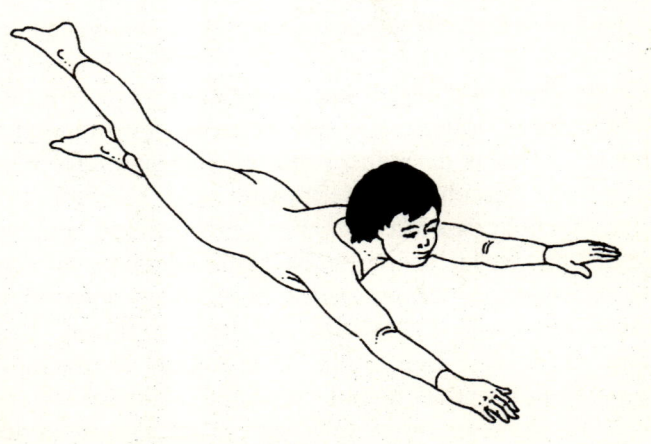

La canoa

Y ahora, puedes realizar una canoa completa (sólo dos veces). Respira muy profundamente y levanta ambos brazos y ambas piernas. Manténlos derechos como antes. Debes centrar tu peso sobre el abdomen. Mantén la posición, y mientras exhalas baja lentamente.

El triángulo (*trikonasana*)

Existen dos versiones del triángulo. El primero es más fácil de lograr que el segundo. Comienza por pararte con los pies separados (como una A), coloca las palmas de tus manos sobre las caderas. Levanta tu brazo derecho de manera que roce tu oreja derecha. Inhala e inclínate hacia la izquierda. Deja que tu brazo derecho te guíe, mientras la mano izquierda se desliza bajando por tu cadera (esto te dará soporte). No apoyes el peso sobre el brazo izquierdo. Trata de estirarte lo suficiente como para que tu brazo derecho forme un ángulo recto con tus piernas, y mantén tu cara y las caderas mirando hacia adelante.

Esto no sólo estira tu espina dorsal, sino también los músculos del pecho y la cintura. Mientras exhalas, vuelve a la posición original y repítelo del otro lado. Hazlo tres veces de cada lado.

El segundo triángulo se hace estirándote sin la ayuda del brazo que guía. Comienza parándote derecho y estirando los brazos hacia los lados de manera que queden paralelos al suelo. Desliza el pie derecho hacia el mismo lado. Mientras exhalas, inclínate hacia la derecha de manera que tu mano derecha baje por tu cadera. No debes inclinarte hacia adelante, en este momento. Mientras te inclinas, eleva el brazo izquierdo con la palma de la mano hacia adelante. Tu pierna derecha, tu brazo derecho y tu torso deben formar un triángulo. Debes mantener esta posición durante al menos un minuto. Trata de extender la posición mientras exhalas. Te darás cuenta, de que si descansas por un instante y vuelves a estirarte, tu cuerpo cederá un poco más. Mientras inhalas, regresa a la posición original, y

LAS POSICIONES HATHA (ASANAS)

repite el estiramiento, pero del lado izquierdo. Repítelo tres veces de cada lado.

Para hacer que el movimiento sea fluido, piensa que tu espina es un elástico que estás estirando a lo largo y a lo ancho. Pero ten mucho cuidado cuando regreses a la posición original, no lo hagas bruscamente. Si lo haces correctamente, este ejercicio es bastante relajante, ya que requiere de mucha concentración. También es muy útil para que tu cuerpo elimine toxinas más rápidamente, ya que tonifica al páncreas y a los riñones, ayudándolos a trabajar en forma más eficaz.

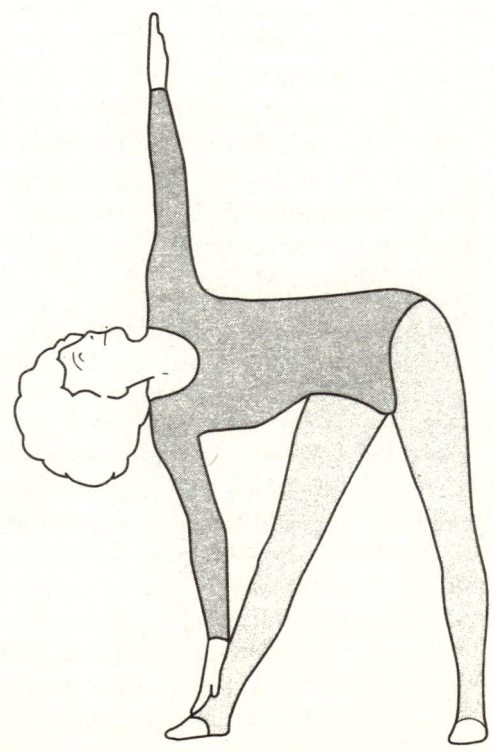

El triángulo

El árbol (*vrksasasana*)

Ésta es una pose clásica para la meditación o la oración. Puede ser que hayas visto fotos o dibujos de hindús orando sobre una pierna, ya que es una forma excelente para enfocar la mente. Si lo puedes realizar, ¡te sentirás como un yogui verdadero! Con este ejercicio mejorarás tu postura y equilibrio. Te darás cuenta de la importancia que tiene la distribución del peso de tu cuerpo entre los dedos del pie y el talón. Como necesitas tener buen equilibrio, puedes comenzar utilizando el respaldo de una silla como soporte.

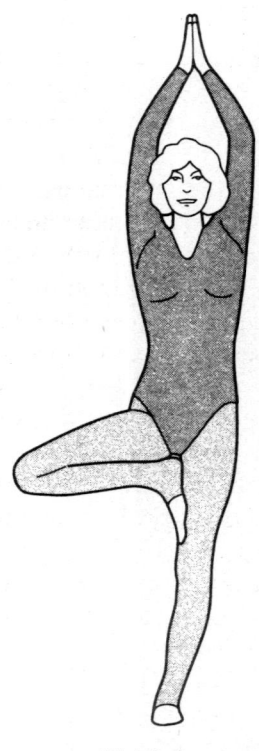

El árbol

Comienza con el *tadasana*, enfocando tu mirada en un punto específico frente a ti. No pierdas el enfoque, ya que te ayudará a mantener el equilibrio durante el ejercicio. Pon el peso sobre tu pie derecho. Asegúrate de utilizar todo el pie, ya que si sólo usas el talón o los dedos, seguramente te caerás. Ahora, coloca la planta de tu pie izquierdo en la parte interior de la rodilla derecha. Puedes utilizar las manos para ayudarte. Relaja la rodilla izquierda, no necesita estar tiesa en un ángulo recto con el cuerpo. Si necesitas apoyarte en la silla, hazlo. Si no, une las palmas de tus manos a la altura del pecho, como si fueras a orar. Respira profundamente, cierra los ojos y observa cómo tu cuerpo guarda el equilibrio sobre una pierna. Te puedes ayudar pensando en un árbol con la raíz en la tierra. A mucha gente le ayuda mucho esta imagen mental. Mantén la posición hasta que ya no te sientas cómoda, y luego coloca el pie izquierdo en el suelo. Haz lo mismo con la otra pierna, y luego repite el ejercicio tres veces de cada lado.

Ya que te sientas segura con esta *asana*, intenta poner el pie izquierdo sobre el interior de tu pierna derecha lo más alto posible. Deja que la rodilla izquierda caiga naturalmente. Levanta los brazos sobre tu cabeza, estirados lo más posible, y une las palmas. Disfruta la posición y relájate. Si piensas demasiado en perder el equilibrio, lo perderás. Además, si te preocupas al respecto, la caída te dolerá más, porque tus músculos estarán tensos, y no podrás alcanzar el resultado relajante del ejercicio.

La cobra (*bhujangasana*)

Bhujanga significa serpiente, y la *asana* que lleva su nombre se parece a una cobra que está a punto de atacar. Es una posición que estira el pecho y el abdomen. No te dobles demasiado hacia atrás, ya que puedes caerte hacia adelante; éste debe ser un ejercicio suave y debes realizarlo con movimientos naturales.

Comienza por acostarte sobre tu estómago con las manos bajo los hombros y los codos doblados, como si fueras a hacer lagartijas, pero con los empeines de los pies sobre el suelo. Mantén los pies juntos a lo largo del ejercicio. Respira profundamente, y asegúrate, que tus caderas y piernas permanezcan en contacto con el suelo. Poco a poco, levanta tu cabeza y la parte superior de tu cuerpo, de manera que tu espalda forme una curva. Tu barbilla debe dirigirse hacia arriba y tus brazos deben estar derechos. No levantes los hombros.

Mantén la posición por un momento. Pon tu atención en la parte inferior de tu espalda y en la curva de tu pecho y cuello. Relájate lentamente bajando el torso, luego tu barbilla, la nariz y la frente hacia el suelo. Para que tu espina dorsal se estire más, mantén las manos más cerca de tu cuerpo, sobre el piso. Para que el estiramiento sea menor, haz lo contrario y dobla los codos.

Este ejercicio ayuda a tonificar el abdomen y los glúteos, además, ayuda a eliminar más rápidamente la grasa acumulada en la cintura y las caderas. Es específicamente bueno para las mujeres, ya que incrementa la circulación hacia los órganos internos como los ovarios y el útero, y puede ayudar a regular el ciclo menstrual. También es útil para combatir problemas digestivos y en los riñones.

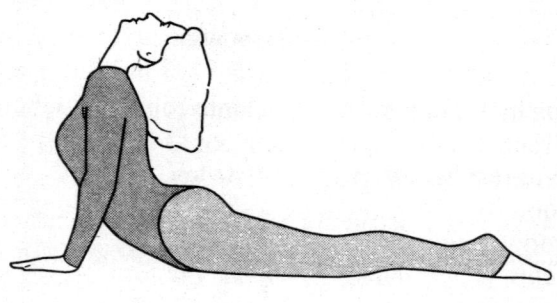

La cobra

Doblarse hacia adelante (*paschimotanasana*)

Después o antes de un estiramiento hacia atrás, siempre debes hacer uno hacia adelante, para permitirle al abdomen y pecho que se estiren.

Cuando te doblas hacia adelante, estiras toda la espalda, desde el cuello hasta las rodillas, y esto requiere bastante agilidad. Sin embargo, tú debes saber qué tanto del estiramiento puedes aguantar. En sánscrito la palabra *Paschima* significa oeste. Tradicionalmente, para hacer todos los ejercicios de yoga se miraba hacia el este, de manera que el cuerpo estiraría el lado oeste.

Siéntate con las piernas estiradas frente a ti, sin doblar las rodillas, y los pies juntos. Inhala y estira los brazos sobre tu cabeza. Exhala lentamente y baja poco a poco desde las caderas (no la cintura) para finalmente agarrarte los dedos de los pies. Si al principio te parece difícil, alcanza tus tobillos, pantorrillas o rodillas. Es importante que mantengas tus piernas derechas.

LAS POSICIONES HATHA (ASANAS)

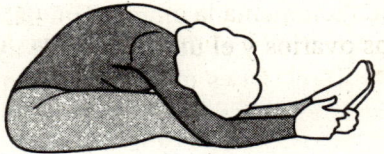

Doblarse hacia adelante

Continúa inclinándote hacia adelante e intenta tocar tus rodillas con tu frente. Mantén la posición por al menos diez segundos y observa tu respiración. Suelta tus dedos, y poco a poco, siéntate.

El doblarte hacia adelante reduce la velocidad respiratoria para producir un estado mental tranquilo y relajado. Además, incrementa la agilidad de la espina y la circulación en el abdomen, mejorando la digestión y la salud del aparato reproductivo de la mujer.

Las personas más ágiles pueden comenzar a hacer este movimiento estando acostados. Desde aquí, lo que deben lograr es primero levantar la parte superior del cuerpo, sin ayuda y suavemente, mientras mantienen las piernas pegadas en el piso.

El arco (*dhanurasana*)

Esta postura se parece a un arco de madera, y cuando lo haces te puedes ayudar imaginando un arco sostenido (como el de Robin Hood). Para comenzar, acuéstate sobre tu estómago, con los brazos a los costados y las piernas estiradas. Manteniendo las caderas en el piso, levanta las rodillas y toma tus tobillos. Respira profundamente, y mientras exhalas, levanta lo más que puedas tus piernas con tus manos. Arquea el frente de tu cuerpo y levanta la barbilla hacia el techo. Recuerda la curva suave de un arco. No trates de hacer este movimiento bruscamente. Mantén hacia afuera las puntas de los pies, y los talones hacia tu cabeza. El peso debe concentrarse sobre el abdomen.

Intenta mantener las piernas juntas, pero si es muy difícil, comienza con las piernas separadas. Mantén esta posición y la exhalación, luego, mientras inhalas, deshaz la posición y relájate.

Este estiramiento es fabuloso para la espina, ya que la fortalece y la hace más flexible. Como estira el frente del cuerpo, también es muy bueno para mejorar la postura, ya que relaja las tensiones que se acumulan cuando llevas los hombros caídos y estás encorvada. El efecto energetizante que tiene esta posición te hará querer caminar derecha. El arco también ayuda a tonificar los órganos internos, en especial, el hígado y los riñones. Además, mejora la digestión.

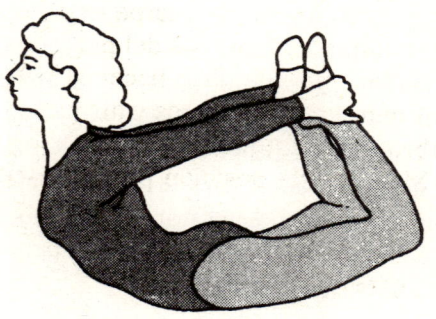

El arco

El puente (*satu bhandasana*)

Esta postura es muy relajante. Además, estira muy bien el abdomen y las caderas. Comienza acostándote boca arriba, con los brazos a tus lados y tus piernas un poco separadas.

Dobla las rodillas y lleva los talones a los costados de los glúteos. Sostén tus caderas con las manos, y mientras inhalas, levanta tu torso y caderas hasta que formen una línea. Ahora, coloca tus manos en la parte inferior de tu espalda, utilizando los dedos como sostén. Levanta la espalda desde los hombros y relaja los músculos faciales. Cuando te sientas cómodo con la posición, quita las manos y acuesta los brazos, desplazando los dedos debajo de tu cuerpo.

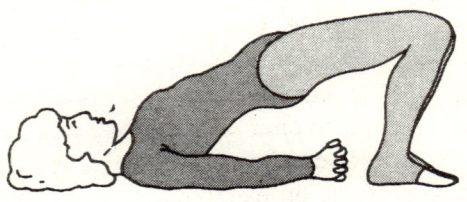

El puente

Para estirarte más, inclina tu cuerpo lo más que puedas hacia la derecha sin quitar los hombros del piso. Regresa al centro e inclínate hacia la izquierda. Para hacer el puente un poco más difícil puedes entrelazar tus brazos y tus pies. Trata de no apretar tus hombros con la parte superior de tus brazos cuando hagas esto. Mantén esta posición por un minuto y luego baja lentamente.

La rueda (*chakrasana*) (16)

Una versión más avanzada del puente es la rueda. Esta posición estira muy bien toda la parte frontal del cuerpo, pero no debes intentar hacerla sin haber hecho ejercicio previamente.

Como antes, comienza por acostarte boca arriba, con las piernas y los pies apoyados en el piso.

Ahora coloca las palmas en el piso a los costados de tu cabeza, con los dedos dirigidos hacia los pies. Levanta los glúteos lentamente. Debes sentir el peso de tu cuerpo distribuido entre las manos y los pies. Respira profundamente, y mientras inhalas, levanta el torso hasta que tu espalda se encuentre totalmente arqueada. Baja la cabeza, de manera que estés viendo al piso. Al principio, sólo sostén esta posición por unos segundos. Es una posición muy dinámica y cansada, aunque no lo parezca.

Evita cansarte mientras la realizas para no desplomarte de repente. Cuando estés lista para bajar, levanta la cabeza, de manera que estés mirando hacia arriba estirando el cuello. Deshaz la posición suavemente hasta llegar al suelo. Para la gimnasia verdadera la rueda incluye un balanceo. Cuando tu espalda esté completamente arqueada, trata de inclinarte hacia adelante. Traslada el peso de los pies hacia las manos. Debes tener el control de este movimiento, de lo contrario, te puedes caer. No te inclines demasiado. Mantén esta posición por un pequeño instante y luego regresa a la posición original de la rueda, regresando la mitad del peso a la planta de los pies.

Ambas posiciones, el arco y la rueda, son excelentes para reducir la hinchazón y mejorar la digestión. Además, tonifican el abdomen. Y por último, si puedes realizar la rueda, puedes felicitarte, ya que significa que has recuperado la elasticidad que tenías en tu niñez.

Para relajar tu abdomen después de hacer este ejercicio, acuéstate boca arriba y lleva las rodillas hacia el pecho. Sostén las rodillas con tus manos y disfruta la sensación de esos músculos que se contraen.

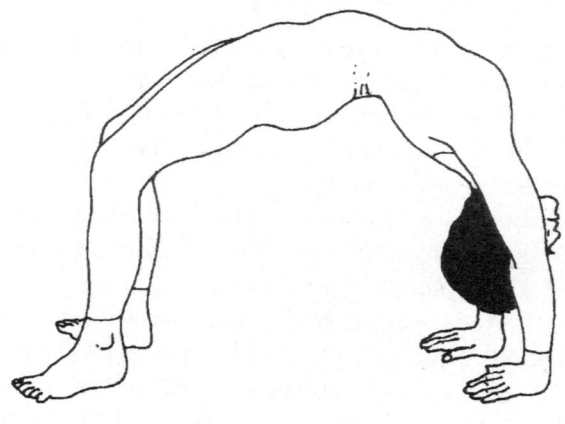

La rueda

El giro de la espina dorsal (*matsyendrasana*)

Los dos ejercicios anteriores son muy benéficos para prevenir problemas en la espalda, ya que fortalecen y estiran la espina. Ésta próxima *asana*, y sus variaciones, también fortalecen la espalda. Las punzadas que a veces sientes en la parte inferior de la espalda desaparecerán poco a poco, gracias, en gran parte, a esta posición, siempre y cuando la hagas correctamente. Mientras estés haciendo este ejercicio, concéntrate en relajarte y hacerlo lenta y fluidamente. Si te mueves bruscamente, puedes lastimarte. El dolor después de esto será tan grande que no podrás hacer yoga por un largo tiempo.

Comienza sentándote en el piso, con las piernas frente a ti. Apoya los talones en el piso y dirige los dedos de los pies hacia arriba y pon la espalda derecha. No te sientes rígidamente, sino, como en el comienzo mencionamos, como si tuvieras un hilo que va de tu cabeza al techo. Dobla la pierna derecha y crúzala sobre la rodilla izquierda. Para apoyarte, pon tu mano izquierda, con la palma sobre el suelo, detrás de tu cuerpo, al centro de tu espalda.

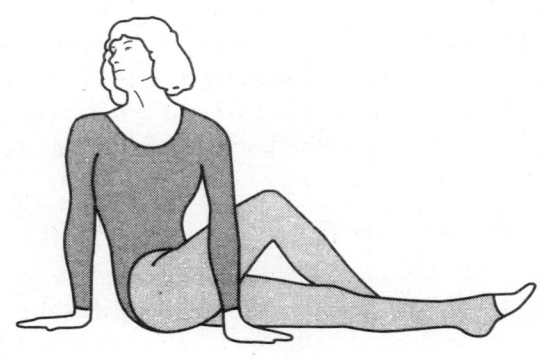

El giro de la espina dorsal

Trata de no apoyar tu peso sobre esta mano. Pon tu mano derecha sobre el piso en tu cadera izquierda. Respira profundamente, y mientras exhalas, gira la parte superior de tu cuerpo hacia la izquierda. Haz que la cabeza guíe el movimiento, pero que los hombros hagan la fuerza para mover el cuerpo. Mantén tus glúteos y piernas firmemente sobre el suelo. Al exhalar por segunda vez, trata de girar un poco más. Mantén la posición por un minuto y vuelve a la posición original. Repite este movimiento, pero hacia el otro lado. Para mantenerlo fluido, y para sacar el mayor provecho de esta *asana*, que ayuda a desarrollar el sentido del equilibrio psicológico, debes relajarte.

Ya que hayas aprendido este giro, estarás lista para intentarlo con las piernas dobladas. Comienza como en el ejercicio anterior, luego dobla la pierna derecha y apoya el pie sobre la ingle (mantén la pierna lo más apoyada posible en el piso). Dobla la pierna izquierda de manera que el pie descanse sobre el piso, cerca de la rodilla derecha. Pon tu mano izquierda detrás de tu espalda, sin apoyarte en ella. Ahora, dobla el brazo derecho, de manera que el codo esté encima de la rodilla izquierda doblada. Puedes mantener la mano elevada con los dedos cerrados, encima de tu cintura, o agarrando el tobillo izquierdo. Voltéate para ver sobre tu hombro izquierdo, manteniendo los hombros relajados, sin forzar los músculos del cuello. Quédate un instante, y regresa a la posición original. Repite el ejercicio del otro lado.

Este ejercicio tonifica el abdomen y es muy bueno para los órganos internos. También es bastante benéfico para el sistema nervioso, ayudándole a que funcione eficientemente.

El pez (*matsyasana*) (2)

Es mejor hacer este ejercicio después de pararte sobre los hombros, ya que alivia la tensión no sólo de los hombros, sino también del cuello. Además, mejora la circulación, en especial, de la cabeza, por ende, estimulando al cerebro y mejorando la complexión.

LAS POSICIONES HATHA (ASANAS) 51

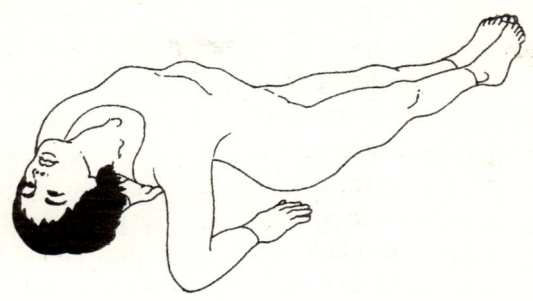

El pez

Para la gente propensa a las enfermedades bronquiales o de los pulmones, el pez es muy bueno, ya que expande la capacidad de los mismos.

Comienza acostándote boca arriba, con tus piernas extendidas y los pies juntos. Arquea tu espalda, manteniendo los glúteos firmes sobre el suelo. Utiliza los codos (con los brazos y palmas sobre el piso) como soporte. Deja caer la cabeza hasta que toque el suelo. Para hacer esto, es probable que necesites deslizar los codos hacia afuera. Ahora, debes sentir la expansión en tu pecho. Debes distribuir tu peso entre los glúteos y la cabeza. Cuando te sientas cómoda en esta posición, puedes mover los brazos, de manera que los codos ya no sean tu soporte. Junta las palmas a nivel del pecho, como si estuvieras rezando. Cierra los ojos y mantén la posición. Respira tranquila y naturalmente. Regresa a la posición original, bajando los brazos poco a poco, de manera que te sirvan de soporte otra vez, levanta la cabeza y baja suavemente la espina al piso.

Cuando estés más fuerte, puedes intentar levantar las piernas durante el movimiento. Esto tonificará tu abdomen y caderas. Cuando estés en la posición de orar, respira profundamente. Mientras inhalas, levanta la pierna derecha un poco. Cuanto más cerca del piso (sin tocar) mantengas el pie, más difícil será el ejercicio. No levantes bruscamente tu pierna a noventa grados del piso. Es probable que tu pierna tiemble la primera vez, si es así, manténla sólo por un instante. Mientras exhalas, baja la pierna poco a poco y repite el ejercicio del otro lado.

El conejo (3)

Este ejercicio también es muy bueno para los pulmones. De hecho, es un ejercicio completo para los mismos. Se llama de esta manera porque la postura se parece a la de un conejo, aunque los movimientos repentinos de estos animales no deben copiarse.

Comienza sentándote sobre tus pantorrillas, con los empeines de los pies completamente sobre el suelo. Lleva tu pecho hacia abajo hasta que toque tus muslos. Debes mirar hacia adelante, y mantener los brazos y palmas sobre el piso. Mantén esta posición y respira conscientemente desde el diafragma, observando cómo se llena de aire cuando inhalas y cómo se contrae cuando exhalas.

Esta es una posición muy cómoda que te hace sentir seguro. Si sientes tus muslos muy tensos, levanta tus glúteos hasta que te sientas más cómoda.

Luego, siéntate de manera que tus brazos y palmas estén derechos frente a ti, sobre el piso. Concéntrate en cómo responde

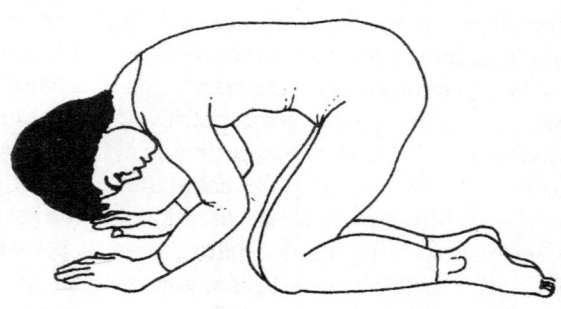

El conejo

tu abdomen a la inhalación y exhalación. Respira profundamente algunas veces antes de pasar al siguiente nivel. ¡Piensa en cómo lo haría un conejo queriendo pararse de cabeza! Lleva tu cabeza hacia el piso. Si quieres, puedes mover tus brazos y manos hacia adelante para darle más soporte a tu cabeza y a tus hombros. Vuelve a sentir tu respiración. Mientras inhalas, piensa que estás introduciendo a tus pulmones puro oxígeno, y estás exhalando una nube gris de aire viejo. Mantén esta posición por un instante antes de sentarte otra vez.

Al principio, la posición cabeza abajo debe sostenerse sólo por un instante. Lo bueno es que esta postura estimula al cerebro y a las glándulas tiroides y pituitaria. Muchos practicantes del yoga afirman que las posiciones cabeza abajo estimulan la concentración, la buena memoria y la capacidad de entender conceptos complicados. Además, ayuda a detener la llegada de la senilidad.

El perro (7)

En el yoga, como otras enseñanzas para el bienestar, se dice: si no usas lo que aprendes, no te sirve de nada. De manera que aunque sea importante trabajar y ejercitar la espina dorsal, también es importante trabajar las otras partes del cuerpo. El perro es muy bueno para fortalecer y trabajar las pantorrillas y los tobillos. Además, estira muy bien los hombros y la espalda, así que debes incluirlo en tus sesiones de yoga.

Comienza como con el conejo, sentándote sobre tus pantorrillas. Ahora, inclínate hacia adelante, con el pecho descansando sobre tus piernas y estira tus brazos hacia adelante con las palmas sobre el suelo. Debes sentir el estiramiento en la parte inferior de tu espalda. Mantén tu cabeza hacia abajo, de manera que no interrumpas la línea de tu espalda. Respira profundamente, y mientras exhalas, inclínate hacia adelante sobre tu cabeza y levanta los glúteos del piso. Para algunas personas, este estiramiento en las piernas es suficiente, pero si te sientes cómoda, comienza a caminar con tus pies lentamente, sin levantar los dedos (de los pies) del suelo. Mantén tu cabeza adentro, de manera que puedas ver tus pies. Sentirás cómo trabajan los músculos de tus piernas y tobillos. Después de un momento, dobla tus piernas y vuélvete a sentar. Mete la cabeza entre ellas, relaja los brazos, y disfruta de un tiempo relajante y tranquilo.

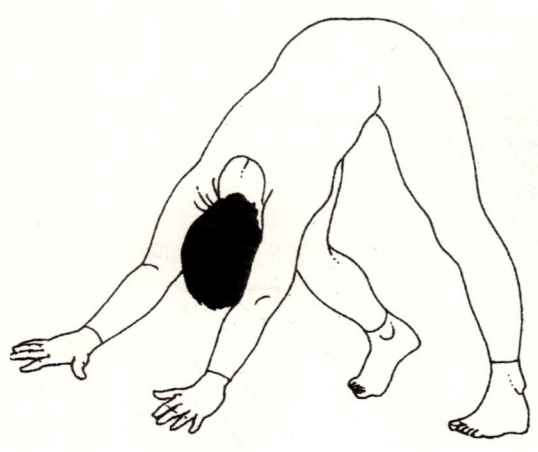

El perro

El bote (4)

Este ejercicio es lo contrario a la canoa, y funciona bien si los alternas, ya que contrae los músculos que la canoa estira y viceversa. Aunque parece que se requiere de mucha fuerza para hacerlo, en realidad, se trata más de equilibrio que de fuerza.

Para comenzar, acuéstate boca arriba con tus brazos a los lados, y tus pies unidos. Respira profundamente, y mientras inhalas, levanta tus piernas. Deben formar un ángulo de cuarenta y cinco grados con el piso. Inevitablemente, este ejercicio te cansará. Ahora encuentra el punto de equilibrio. Estira los brazos frente a ti, como las momias en las películas. Luego, ya que tus brazos estén derechos, levanta el torso, de manera que también forme un ángulo de cuarenta y cinco grados con el piso.

Ahora, tu torso, piernas y brazos deben formar una A mayúscula. Trata de mantener la cara floja, y evita tensar el cuello. Para relajarte, primero baja el torso, manteniendo los brazos estirados. Luego baja las piernas, hasta que estés completamente acostada. Repítelo tres veces.

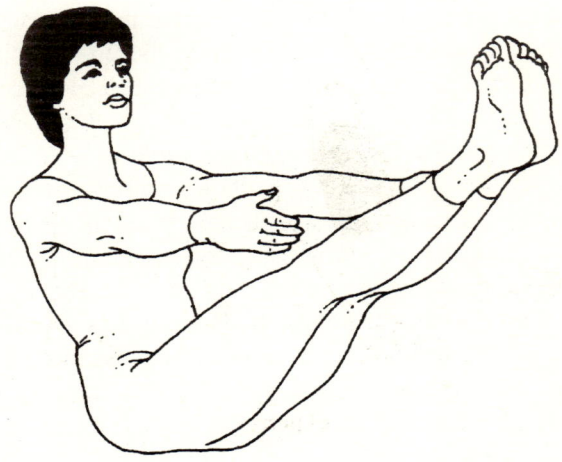

El bote

Mantener el equilibrio es una manera fabulosa de separarse del mundo, ya que precisa mucha concentración. Muchos artistas que realizan estatuas vivientes, dicen que se vuelven intensamente conscientes del mundo que les rodea, ya que con estas estatuas deben mantener un equilibrio total por largos periodos. Cuando al principio realices posiciones de equilibrio en el yoga, sentirás la cantidad de sonidos que te rodean. También te darás cuenta de que los adultos muy pocas veces nos relajamos. Es una nueva perspectiva, pero ten cuidado, porque también es muy fatigante.

El pavorreal (*mayurasana*)

Esta posición de equilibrio tiene un extraño parecido a la levitación, ya que tus piernas y torso son sostenidos por tus brazos, al igual que los pavorreales que se sostienen sólo con sus delicadas piernas. Y por supuesto, es tan difícil como parece, sólo para gente muy flexible. Si te sientes cómodo al hacer la rueda, probablemente puedas realizar este ejercicio. Si no es así, es probable que necesites de la guía y ayuda de un profesor.

Comienza arrodillándote con las rodillas separadas. Tus manos deben estar juntas, con las palmas sobre el piso, con tus muñecas hacia adelante, dentro del espacio de tus rodillas. Dobla los codos, de manera que la parte superior y la inferior de tus brazos, con el piso formen tres lados de un cuadrado con el piso. Ahora, inclínate sobre tus brazos y siente tu peso sobre ellos. Sólo si te sientes cómodo, puedes exhalar y elevar las piernas, de manera que tu peso se equilibre sobre el eje central. Tu cuerpo debe estar paralelo al piso igual que un sube y baja que se encuentra inmóvil. Mientras estés guardando el equilibrio, toma respiraciones cortas, pero no mantengas la posición por más de un minuto. Para relajarte, inhala, y cuando exhales, poco a poco dobla las rodillas, llevando las piernas hacia el piso. Transfiere el peso de tus brazos lentamente.

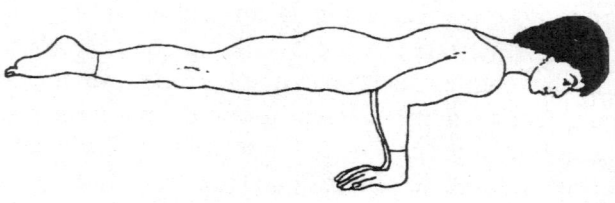

El pavorreal

El punto fijo

Si te concentras en un punto fijo, será más fácil para ti mantener el equilibrio y el balance. Los bailarines de ballet, cuando dan muchas vueltas, mantienen su mirada en un punto fijo al nivel de los ojos. La gente que los ve bailar, por lo general, no puede darse cuenta de que hacen eso. Si observas con cuidado, te darás cuenta de que la cabeza de los bailarines no da vueltas a la misma velocidad que el resto del cuerpo. Lo que hacen es mirar hacia adelante hasta que el cuerpo ya dio media vuelta, y luego, más rápido que el cuerpo, dan vuelta la cabeza para mirar hacia adelante otra vez.

Cuando la gente se siente mal en un movimiento (como en un coche o barco) es porque el sentido del equilibrio se confunde. Los marineros se concentran en el único punto inmóvil que se puede ver en un barco, el horizonte. Por lo mismo, el conductor de un coche nunca se siente mal mientras maneja, ya que él es quien mantiene su atención en el camino.

El águila (12)

Ésta es una posición de equilibrio suave. Comienza en el *tadasana*, y concentra tu mirada en un punto fijo frente a ti para ayudarte a mantener el equilibrio. Extiende tus brazos a los lados para que estén parejos. Luego lleva tu mano izquierda hacia ti, con la palma hacia adentro como para que tus dedos toquen tu barbilla y tu muñeca descanse sobre tu pecho. Ahora dobla las rodillas y pasa tu pierna derecha alrededor de la izquierda, de manera que tu pie derecho esté tocando tu tobillo izquierdo. Si parece complicado, trata de doblar un poco más las rodillas para darte más flexibilidad. ¡Ahora tus piernas deben estar como las de un niño que quiere ir al baño! Sin embargo, debes mantener tu espalda muy derecha. Lleva tu brazo extendido hacia adentro, y dóblalo bajo el codo izquierdo. Ahora envuelve tu mano izquierda con tu mano derecha, de manera que estén palma con palma, aunque la izquierda estará más arriba que la derecha. Relaja los hombros, y sentirás los músculos del pecho expandirse. Mantén la posición por un instante y concéntrate en un punto fijo. Deshaz la posición lentamente, primero bajando los brazos. Repite este movimiento del otro lado.

Esta *asana* es muy eficaz para la elasticidad de varios grupos de músculos. Mucha gente se da cuenta de que al incrementar su agilidad física, aumenta su agilidad mental. De manera que si estás lidiando con un problema intelectual o sentimental, o te sientes muy agobiada, practica la postura del águila. Te ayudará a liberar un poco tu mente para que puedas pensar con más claridad.

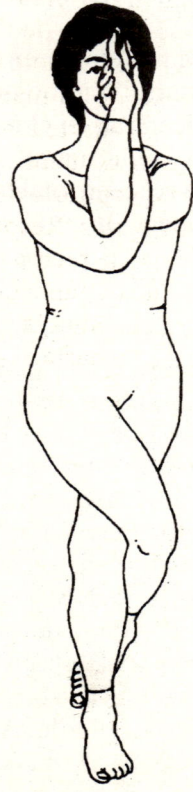

El águila

Las tijeras (6)

Esta *asana* se llama de esta manera porque imita el movimiento de un par de tijeras. Las manijas se mueven al revés de las cuchillas. Si sigues las instrucciones al pie de la letra, sentirás beneficios en la cintura, los hombros y el cuello.

Comienza acostándote boca arriba con los brazos extendidos hacia los costados, con tus pies juntos. Relájate, y mientras respiras profundamente, levanta tu pierna derecha. Piensa que tu pierna se estira a lo largo y hacia arriba.

Cuando tu pierna se encuentre formando un ángulo recto con el piso, bájala al costado izquierdo de tu cuerpo y deja que tu pie descanse allí. Mantén las dos piernas estiradas. Tu cadera derecha se levantará del piso, pero mantén bien apoyados los hombros y los brazos. Para ayudarte a hacer esto, voltea la cabeza hacia la derecha, como si fuera la manija de un par de tijeras (hacen el movimiento contrario de las cuchillas). Relájate en esta postura por dos minutos. Respira profundamente otra vez y estira un poco más lejos la pierna derecha. No hagas movimientos bruscos, tu meta no es ganar el premio de elasticidad. Para deshacer esta posición, levanta la pierna derecha a noventa grados, y poco a poco llévala hasta el piso. Repite este ejercicio del otro lado.

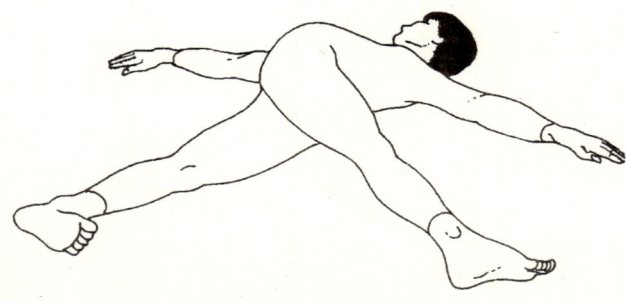

Las tijeras

Con frecuencia, este movimiento se incorpora a rutinas de aeróbicos para fortalecer la parte interior de los muslos. Sin embargo, nosotros no queremos cambiar de un lado al otro, sino hacerlo tranquilamente y bien de cada lado. Tus caderas se tonificarán naturalmente sin necesidad de hacer todos esos movimientos.

El giro (10)

Éste parece un ejercicio a medias, pero en realidad requiere de la misma cantidad de concentración y les dará un buen estiramiento a tus pantorrillas y tobillos.

Acuéstate boca arriba con los brazos extendidos hacia los costados, los pies juntos y sus dedos hacia arriba. Levanta tu talón derecho y colócalo sobre los dedos del pie izquierdo. No levantes la cabeza, y relaja tu cara. Ahora, mientras exhalas, voltea tus pies (todavía uno sobre el otro) hacia la izquierda. Al igual que en la posición de las tijeras, voltea tu cabeza para el otro lado, manteniendo los brazos y hombros sobre el piso. Tus caderas seguirán el movimiento de tus piernas. Mantén esta posición por uno o dos minutos. Luego, apunta tus pies hacia arriba otra vez, y regresa la pierna derecha a su posición original. Repite el movimiento hacia la derecha, con el pie izquierdo arriba y la cabeza volteada hacia la izquierda. Repítelo tres veces de cada lado, pero recuerda sostener la posición cada vez.

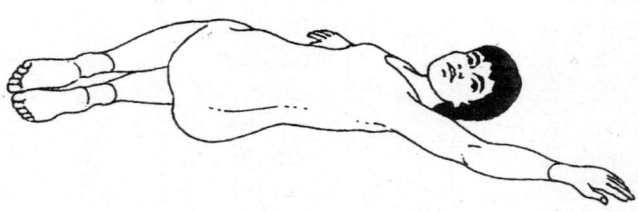

El giro

Para estirarte más, levanta las dos piernas con los pies juntos. Voltéalas hacia la derecha hasta que tus rodillas toquen el piso, y tus muslos formen un ángulo recto con tu cuerpo. Sentirás cómo se estira tu espalda, pero recuerda mantener los hombros sobre el piso y la cabeza mirando en dirección opuesta. Regresa lentamente hacia el centro, y repite el movimiento del otro lado.

El levantamiento de una pierna (11)

Este ejercicio es muy bueno para la gente que quiere bajar de peso, y sienten que han perdido el tono del abdomen. Es parecido al ejercicio que realizan los atletas antes de una sesión de entrenamiento.

Ayuda a estirar los ligamentos, y a prevenir y curar el endurecimiento.

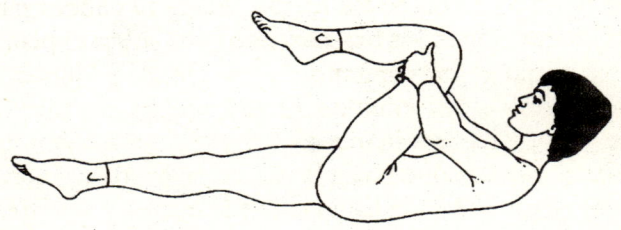

El levantamiento de una pierna

Comienza acostándote boca arriba, con los pies juntos y los brazos a tus lados. Lleva tu rodilla derecha hacia tu pecho. Entrelaza los dedos detrás de la rodilla para ayudarte a llevarla más cerca. Deja que tu pierna izquierda se levante ligeramente del piso, pero no mantengas tu equilibrio sobre el cóccix. En la parte superior de tu cuerpo, sólo los hombros deben levantarse del piso. El resto, debe soportar el peso del cuerpo. Te puedes estirar hasta donde quieras, de manera que debes mantener la posición durante al menos un minuto antes de relajarte en el piso.

Si quieres estirarte más, con tu pierna izquierda un poquito elevada del piso, estira la pierna derecha, de manera que los dedos estén apuntando hacia atrás, y el pie pase la cabeza. Utiliza ambas manos para sujetar el tobillo, y así, mantener la posición. Recuerda tener la espalda firmemente en el piso.

La gente muy flexible puede pasar al siguiente nivel de esta posición. Utiliza tu brazo izquierdo para mantener el equilibrio, estirándolo paralelamente a la pierna. Con tu mano derecha, agárrate los dedos del pie. Los hombros deben estar a la misma distancia del piso como estaban cuando lo hiciste con las rodillas dobladas. Mantén la posición por un minuto, y baja la pierna poco a poco. Repite el ejercicio del otro lado.

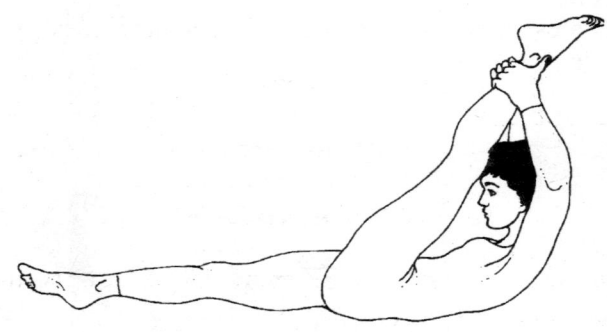

El levantamiento de pierna avanzado

Levantamiento de pierna al costado (9)

A esta postura también se la llama (equivocadamente) la rueda. Estira la pierna y los músculos de la espalda y requiere tanto equilibrio como flexibilidad. Acuéstate sobre tu lado izquierdo con tu cabeza sobre tu mano izquierda. Asegúrate de estar derecho y no inclinándote hacia adelante o hacia atrás, doblando la cintura o las rodillas. Encuentra un punto al nivel de tus ojos para enfocarte en él durante el ejercicio, para mantener el equilibrio. Ya que hayas encontrado el equilibrio, estira tu antebrazo izquierdo frente a ti. Dobla tu pierna derecha hacia arriba en dirección a tu oreja derecha, y toma los dedos del pie con tu mano derecha. Mantén la vista hacia el frente, concentrada en tu punto fijo. Respira profundamente, y mientras exhalas, estira la pierna derecha, agarrando los dedos del pie. Tus dos piernas deben formar un ángulo recto. Mantén esta posición, y conscientemente, relaja los músculos faciales.

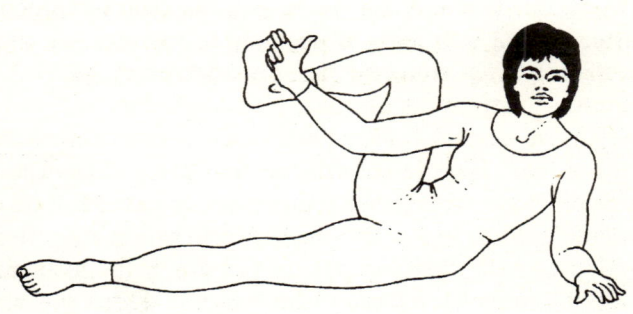

Levantamiento de pierna al costado

Se dice que esta postura representa la rueda de la creatividad, de manera que debes estar sereno al hacerla. Si generalmente frunces el ceño, debes sonreír. Sentirás cómo los músculos en tus cachetes y frente se comienzan a relajar, y con ellos, relajarás tu estado de ánimo.

Para deshacer esta posición, baja poco a poco tu pierna y colócala sobre la otra. Ahora, voltéate lentamente, y repite la posición del otro lado.

Estiramiento amplio lateral (*prasarita padottanasana*) (19)

Esta posición es una variante de la *asana* llamada perro. Le dará a tu espalda, caderas y piernas un estiramiento poderoso. Sin embargo, si tienes problemas de espalda no hagas el estiramiento completo. Si no, comienza sentándote sobre tus rodillas, con los dedos doblados hacia el piso y los talones hacia arriba. Coloca las manos frente a tus rodillas, con las palmas sobre el suelo y guardando la misma distancia que tienen los hombros entre sí. Levanta los glúteos hasta que tus piernas, espalda y brazos estén estirados. Mantén la cabeza metida, de manera que estés viendo tus pies. Ahora, separa lentamente los pies a una distancia de poco más de un metro. Asegúrate de doblarte desde las caderas y no desde la cintura, así tu espalda estará derecha. Sin esforzarte, enfoca casi todo tu peso sobre tus pies, de manera que tus manos estén suavemente apoyadas en el suelo. Debes sentir cómo se estiran tus piernas, y no los hombros.

Para estirarte un poco más, separa los pies unos veinte o treinta centímetros más. Baja la cabeza hasta el piso, deja descansar tus brazos en él y entrelaza los dedos sobre tu cabeza. Éste es un estiramiento avanzado y sólo debes hacerlo si eres muy flexible y ágil. Mantén esta posición por un minuto, y luego levántate utilizando tus manos y los músculos traseros de tus piernas.

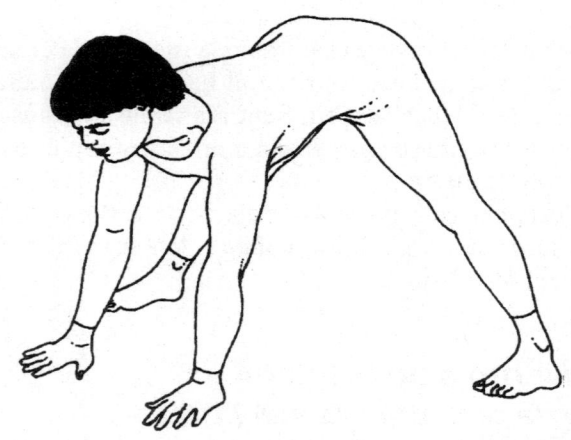

Estiramiento amplio lateral

Hay dos formas de deshacer esta posición. Puedes transferir el peso a tus manos y doblar las rodillas. Mueve alternativamente los pies hacia el centro hasta que se encuentren a una distancia de treinta o cuarenta centímetros. Ahora regresa tu peso a los pies, contrayendo el músculo abdominal. Tu cuerpo se comenzará a levantar solo, y luego puedes ayudarlo con los músculos de tus piernas. Si es así, no dobles las rodillas, ya que eso le quitará fuerza a tus piernas y puede hacer que te caigas.

Si sufres de problemas en la espalda, puedes hacer este ejercicio con una silla. Estando de pie, coloca tus pies a una distancia de alrededor de un metro. Poco a poco, baja tu torso hasta que formes un ángulo recto con el piso. Estira los brazos y apóyate en la silla. Recuerda mantener el peso sobre tus pies y sentir el estiramiento en tus piernas. Para que estés más cómodo, camina hacia la silla, de manera que puedas apoyarte cuando te pares derecho.

El guerrero (21)

Ésta es una posición que nos hace sentir poderosos. Imita la postura que tomaban los antiguos guerreros antes de entrar en batalla. Es la *asana* ideal para hacernos sentir seguros de nosotros mismos. Comienza parándote en *tadasana* y levanta tus brazos al nivel del pecho. Coloca las palmas hacia abajo con los dedos unidos. Tus codos deben estar estirados hacia afuera. Ahora, separa los pies (más o menos a un metro de distancia) y estira los brazos lo más que puedas. Asegúrate de que los dedos de tus pies se dirijan hacia adelante, y que tus pies se encuentren bien apoyados sobre el piso. Tu espalda debe estar derecha y tus hombros, relajados. Apunta tu pie derecho hacia afuera, y lentamente, dobla tu rodilla en la misma dirección. Mantén tu pierna derecha con el pie hacia adelante. Si puedes, trata de doblar tu pierna derecha, de manera que forme un ángulo recto (la parte de arriba con la parte de abajo). No le pongas demasiada presión a la pierna derecha, ya que puede lastimar tu tobillo, además, reduce el estiramiento y puede hacer que pierdas el equilibrio.

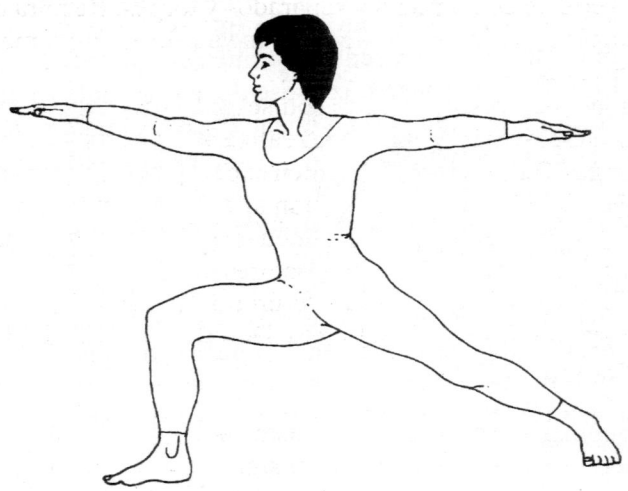

La postura del guerrero

Mantén esta posición durante al menos un minuto, y luego regresa a la posición original. Repite el movimiento del otro lado.

Saludo al sol (*surya namaskar*)

Como lo dice el nombre, el saludo al sol fue creado como forma de agradecimiento por un nuevo amanecer. Esta serie de movimientos es un buen precalentamiento para una sesión de yoga, ya que rejuvenece y hace que los músculos sean flexibles. Además, en sí, puede ser una sesión, porque cada movimiento hacia adelante está complementado con uno hacia atrás, y cada estiramiento con el brazo derecho, con uno del lado izquierdo. Mucha gente basa su sesión de yoga completa en el Saludo al Sol, y además, agregan otras *asanas* a la secuencia.

Es muy importante estudiar cada movimiento y perfeccionar el arte de pasar de uno a otro con fluidez. Alguien que te observe, debe pensar que estás realizando un ritual interrumpido, y no una serie de estiramientos separados y torpes. Respira desde el diafragma, ya que esto oxigenará tu cuerpo entero y mantendrá el nivel de tu energía constante.

Aunque estos estiramientos son seguros, las mujeres embarazadas o menstruando no deben realizarlos, a menos que se encuentren bajo supervisión de alguien experto. No se recomiendan estos ejercicios si sufres de presión alta, hernia, coágulos en la sangre o dolores en la cintura, a menos que tu doctor te indique lo contrario. La mayoría de los doctores están de acuerdo con el ejercicio del yoga, en especial, si un maestro te guía para que hagas correctamente los ejercicios. De todas formas, no olvides consultar a tu doctor.

1 Comienza mirando hacia el este, por donde sale el sol. Aunque esto signifique estar de frente a una pared, intenta llenar tu mente con la imagen del sol surgiendo desde el horizonte. Aunque sea el fin de un día pesado, concéntrate en esa imagen hermosa. Párate en el *tadasana*, con los pies juntos. Coloca tus manos juntas a la altura del pecho con las palmas encontradas, como si fueras a rezar.

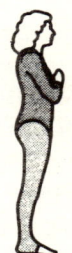

2 Respira profundamente, y mientras inhalas, estira tus brazos hacia arriba lo más posible, sin mover los pies del piso. Estírate un poco hacia atrás, con las palmas hacia arriba y sacando un poco la pelvis. Deja caer tu cabeza un poco hacia atrás, de manera que puedas ver tus manos. Ésta es una postura gloriosa de celebración. Imagina que estás saludando al sol, y que el cielo se viste de dorado y azul.

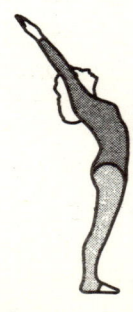

3 Respira profundamente otra vez, y mientras exhalas, baja los brazos y tu torso desde las caderas, no la cintura, hacia el piso. Baja tu cabeza también, de manera que siga la línea de tu espalda y brazos. Mantén los pies totalmente apoyados sobre el piso. Toma tus tobillos o toca con tus dedos el piso. No te esfuerces, si no puedes llegar al piso, agárrate de la parte más baja de tus piernas que puedas alcanzar. No te desalientes si sólo llegas hasta las rodillas, la próxima vez que salga este sol imaginario, podrás estirarte un poco más.

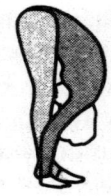

4 Mientras inhalas, dobla tus dos rodillas y levanta la cabeza de manera que mires hacia adelante y hacia arriba. Coloca las manos a los costados de tus pies para apoyarte. Ahora, suavemente, estira tu pierna derecha hacia atrás, hasta que tu rodilla toque el piso. Dobla los dedos del pie derecho, de manera que tu talón quede hacia arriba. Relaja tus hombros. Sostén la posición durante una respiración, luego regresa a la posición en donde estás arrodillada. Repite el movimiento para la pierna izquierda. Haz estos movimientos suavemente, recuerda que estás haciendo un baile fluido y no ejercicios en un campo militar.

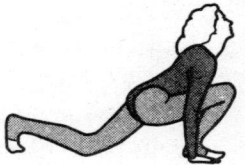

5 Mantén ambas manos sobre el piso, con las palmas apoyadas, y levanta un poco la cabeza. Eleva levemente las caderas, e inclínalas un poco hacia adelante. Respirando profundamente, lleva ambas piernas hacia atrás. Puedes deslizarlas o dar pequeños pasos. No trates de dar un salto hacia atrás, a menos que estés acostumbrada a estirarte de esta manera, de lo contrario, te puedes lastimar. Ahora, levanta tu cuerpo del piso con tus brazos. Tu cabeza, espalda y piernas deben estar alineadas. Piensa en los primeros rayos del sol calentando tu cabeza. Siente cómo se despierta el mundo a tu alrededor, de la misma manera que todo tu cuerpo se está despertando y se siente más energético.

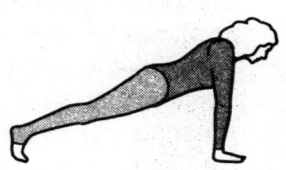

6 Exhala y baja tu cuerpo hasta el piso. Dobla tus dedos de los pies como en el paso 4. Dobla un poco las rodillas, y toca levemente el piso con la cabeza. Coloca cada mano, palmas abajo, debajo del hombro correspondiente, y los codos hacia afuera. Mantén esta posición por un minuto.

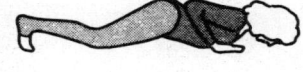

7 Respira profundamente un par de veces el aire puro de la mañana, y mientras exhalas, empuja las rodi-

llas en el suelo y levanta los glúteos un poco, de manera que tu abdomen no esté en contacto con el piso. Dobla un poco tus codos, y lleva tu pecho y barbilla al piso.

Continúa exhalando y baja tu cuerpo completo, menos el abdomen, manteniendo los dedos de los pies doblados y con las piernas derechas. Tu cuerpo ahora debe sostenerse con los dedos de los pies y las manos, a nivel de los hombros. Mantén esta posición mientras respiras profundamente un par de veces.

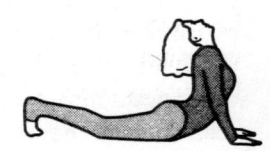

8 Mientras inhalas, estira los brazos, de manera que tu espalda forme un hueco y tu pecho salga. Inclina tu cabeza hacia atrás levemente, mirando hacia el sol naciente. Tu abdomen debe estar en contacto con el piso. Mantén los dedos de los pies doblados para que tus piernas se estiren bien. Sostén esta posición por un minuto e imagina el sol acariciando tu cara. Ahora tu posición debe ser como la de la cobra preparada para atacar.

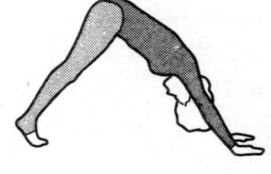

9 Nuevamente, respira profundamente, y empuja tu cuerpo entero hacia arriba con los glúteos. Continúa hasta que tus piernas y brazos estén derechos. Mete la cabeza, de

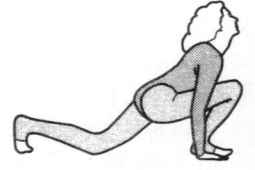

manera que puedas ver tus pies. Ahora, debes verte como una V al revés. Asegúrate de que tu peso esté distribuido entre los dedos doblados de los pies y las palmas de tus manos. Respira profundamente, y siente cómo reviven los músculos de tus brazos y piernas.

10 Mientras exhalas, empuja levemente tus caderas hacia adelante, y haz un desplante hacia adelante con tu pierna derecha. Ahora tu rodilla derecha debe estar apoyada sobre el piso, en medio de tus dos manos. Haz este movimiento lentamente, aunque tengas ganas de hacerlo rápidamente. Inhala, y mientras exhalas, estira la pierna derecha. Inclina tu torso hacia adelante desde las caderas. Ahora, trae tu pierna izquierda hacia adelante para que esté junto a la derecha. Levanta los glúteos e intenta tocar los dedos de tus pies, manteniendo la cabeza hacia adentro.

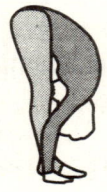

11 Inhala y, lentamente, levanta la espina, vértebra por vértebra. Levanta los brazos sobre tu cabeza, con las palmas hacia el techo. Levanta la cabeza, de manera que estés de frente al sol naciente. Puedes inclinarte un poco hacia atrás, pero mantén los pies totalmente apoyados en el suelo.

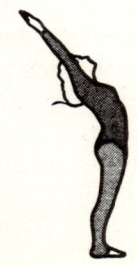

12 Baja los brazos, y colócalos a tus costados. Endereza tus piernas y la espalda. Mantén la cabeza erecta, y lleva las palmas al nivel del pecho. Ahora te encuentras en la posición de rezo como cuando comenzaste. Tu cuerpo debe estar cantando por la energía y en tu mente, el sol debe estar calentando tu cuerpo.

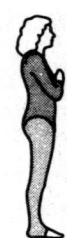

Al principio, saluda al sol seis veces, hasta que poco a poco incrementes la cantidad a veinticuatro. Por supuesto que si te sientes cansado algún día, no debes forzarte a hacer las veinticuatro. El yoga no se trata de reglas estrictas; cómo te sientes y el entusiasmo por la práctica, son mucho más importantes que alcanzar los veinticuatro saludos al sol diarios.

Posiciones invertidas

Al principio, las posiciones invertidas te parecerán extrañas. Después de todo, es probable que no nos paremos de cabeza desde que éramos pequeños, y no estamos acostumbrados a vernos al revés. Sin embargo, de acuerdo con los yoguis antiguos, el impulso instintivo que tienen los niños por darse vuelta, es muy bueno, porque incrementa la circulación corporal y te pone en comunicación con tu cuerpo. Piensa qué bien se siente, después de un largo día de trabajo, llegar a casa, sacarte los zapatos y alzar las piernas, sintiendo cómo la fatiga se desvanece de tus piernas. Darte la vuelta (cabeza abajo), es una extensión de esta sensación.

Recuerda que estos ejercicios no son indicados para mujeres embarazadas o menstruando, ni para aquéllos que sufren de artritis en la espalda, cuello u hombros.

Pararse sobre los hombros
(*sarvangasana*) (8)

Para esta posición, asegúrate de que tu espalda y cuello estén protegidos con una colchoneta o cobija, aun sobre una alfombra. Si quieres, puedes darle más soporte a tus hombros, poniendo una cobija doblada debajo de ellos, ya que todo el peso de tu cuerpo descansará sobre ellos.

Comienza acostándote boca arriba con los brazos a tus costados, y las palmas sobre el suelo. Dobla las rodillas, y llévalas hasta tu abdomen. Apóyate con tus manos mientras tu cintura se levante del suelo, y levanta las rodillas hasta el pecho. Respira profundamente, y mientras exhalas, endereza las piernas y el cuerpo, de manera que formen un ángulo recto con el piso. No hagas el movimiento repentinamente, hazlo consciente de que el peso está pasando poco a poco sobre los hombros. No debes

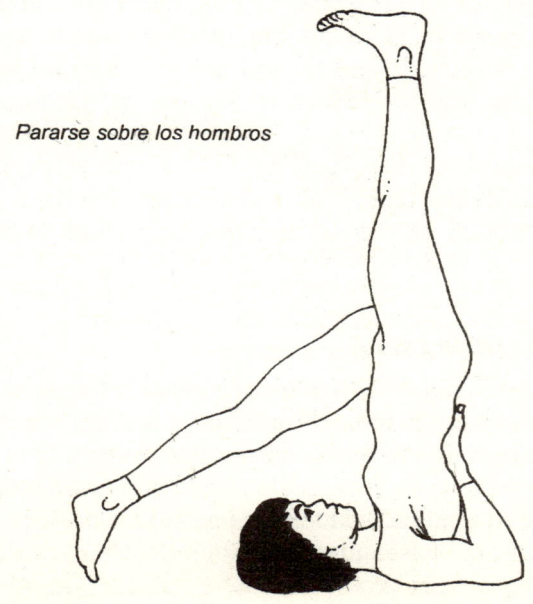

Pararse sobre los hombros

poner el peso sobre tu cuello. Ya que hayas logrado esta posición, relájate. Respira normalmente y disfruta de la sensación, al tener tus piernas y pies en el aire. Cuando estés listo para bajar, baja tu cuerpo lentamente. Con tus brazos apoyados en la espalda puedes ayudarte a sostener tu peso.

Pon especial atención al patrón de tu respiración durante este ejercicio. Si notas que tu respiración es rápida y poco profunda, quiere decir que estás tenso. Esta respiración es contraproducente, ya que priva a los músculos de oxígeno. Si estás tenso, abandona esta posición e inténtala más tarde, cuando te sientas más seguro. Cuando se hace correctamente, el pararse sobre los hombros quita presión del corazón y estimula la circulación. El hecho de que tu barbilla esté presionada contra tu pecho ayuda a la tiroides, ya que la estimula y ayuda a solucionar problemas como poca o demasiada actividad, ayudando a nivelar variaciones en el peso causadas por la tiroides.

Ya que hayas podido realizar esta posición, puedes intentar hacerla sin el sostén de tus manos. Para hacer esto, lo único que tienes que hacer es dejar tus brazos descansando en el piso, detrás de ti. Recuerda que tus piernas y cuerpo deben formar una línea recta, como si fuera una vela, que es otro nombre para esta *asana*.

Además de dejar de sostenerte con las manos (puedes separar los dedos de las manos sobre el piso para ayudar a sostenerte), puedes doblar las piernas para que las plantas de tus pies se toquen.

El arado (*halasana*)

Esta *asana* se llama de esta manera porque la forma se parece a un viejo arado de la India. También se le llama la carretilla. Comienza acostándote boca arriba como antes. Lleva las piernas hacia atrás de tu cabeza, sosteniendo con tus manos la parte posterior de tu cintura. Mantén las piernas lo más derechas posible. Levántalas hasta que los dedos de los pies descansen sobre el piso, detrás de ti. Cuando te sientas cómodo en esta posición, quita las manos de tu espalda, y colócalas sobre el piso. Al principio, no debes sostener esta posición por mucho tiempo, quizá por unos diez minutos nada más. Cuando te acostumbres al arado, puedes comenzar a sostenerlo por más tiempo.

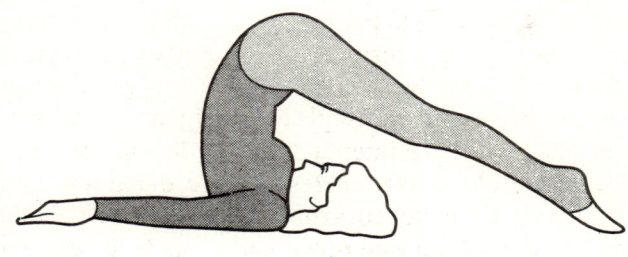

El arado

Una extensión del arado es la posición ahorcante. Por supuesto, si en realidad te está haciendo sentir que te está ahorcando, debes detenerte de inmediato. El nombre proviene del hecho de que tus muslos rodean tu cara, y así, le parece a los nuevos observadores que te estuvieras ahorcando.

Para alcanzar esta pose única, mueve tu cuerpo a la posición del arado, como antes. Ahora respira profundamente, y mientras exhalas, dobla las piernas. Lleva las rodillas hacia el piso, de manera que estén lo más cerca de los hombros que sea posible. Abraza la parte posterior de tus rodillas, y mantén la posición. Respira naturalmente. Para deshacer esta posición, regresa al arado, y luego vuelve al suelo lentamente. Aunque al principio te parezca una contorsión extraña, luego te parecerá relajante y rejuvenecedora.

El trípode

Esta posición parece difícil, pero en realidad es bastante simple. Es cuestión de sentirse seguro y seguir las instrucciones al pie de la letra. Si te sientes insegura, o piensas que es muy complicado, será mejor que un maestro te enseñe esta *asana*. Antes de comenzar, toma precauciones para proteger tu cuello y tu espalda. Coloca unas cobijas o colchonetas debajo de ti, aunque tu piso esté alfombrado.

Comienza parándote sobre tus manos y rodillas, con los empeines de los pies apoyados en el suelo. Tu cabeza y espina deben estar alineadas. Mira hacia abajo, y separa tus manos y tus rodillas (a la misma distancia que hay entre tus hombros). Ahora, coloca la cabeza sobre el piso a la misma distancia de las manos que la que tienen entre sí. Estos tres puntos (las dos manos y la cabeza) deben formar un triángulo equilátero, de lo contrario, estarás fuera de balance.

Ahora dobla los hombros, de manera que los brazos formen un ángulo recto con el piso. Es muy importante que distribuyas el peso de forma pareja entre las manos y la cabeza ya que cargarán con el peso completo del cuerpo.

Con mucho cuidado coloca la rodilla derecha sobre el codo derecho. Asegúrate que esté bien centrado para que no se resbale. Si te sientes seguro, coloca la rodilla izquierda sobre el codo izquierdo y mantén el equilibrio. Es esencial que tengas cuidado ya que si pierdes el equilibrio caerás hacia adelante en una

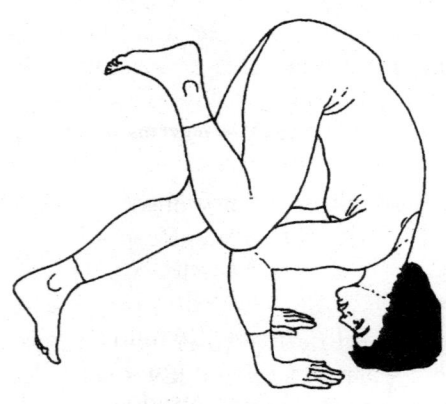

El trípode

pequeña media vuelta. Ya que tengas esta posición, notarás que es sorprendentemente cómoda. Concéntrate en respirar relajadamente. Si te das cuenta de que estás tensa, o que estás respirando superficialmente, deshaz la posición. Baja las rodillas una por una, y poco a poco, baja el torso y endereza el cuello.

La posición de cuerpo muerto (*shavasana*)

Ésta es la mejor posición para relajarte, además es ideal para terminar una sesión de yoga. Comienza acostándote boca arriba. Es importante que no sientas demasiado frío ni calor y que estés lo más cómodo posible. Ahora, imagínate acostado en una playa cálida.

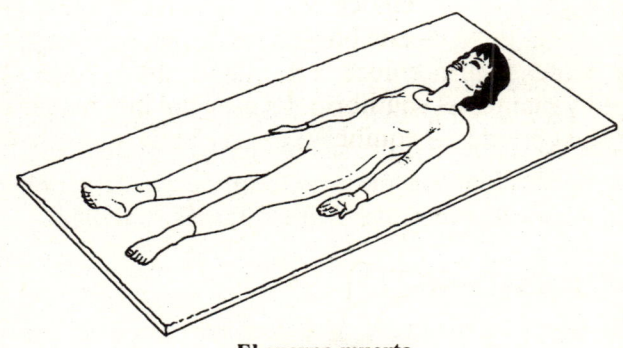

El cuerpo muerto

Respira profundamente y siente el sol en tu cara, deja que tus músculos se relajen sobre la arena. Respira normalmente y disfruta el momento. Cuando estés listo, concentra tu mente en los dedos de los pies. Muévelos un poco y luego dóblalos. Mientras se relajan, sentirás una descarga de tensión. Ahora, muévete a la planta de tus pies y relájalos, al igual que hiciste con los dedos. Deja que tus talones estén pesados sobre la arena. No te tensiones, y realiza el ejercicio lentamente. Sube por tus piernas, tensando y relajando las rodillas, y luego los glúteos. Mira tus manos desde adentro, y sube por los brazos hasta los hombros. Levanta y mueve un poco los hombros. Luego, vuélvete a hundir en la arena mientras te relajas. Tensa y relaja los músculos faciales, y luego déjalos flojos. Continúa respirando naturalmente, y permanece en esta posición durante al menos cinco minutos. Si la estás disfrutando mucho, quédate más tiempo. Date tiempo para salir de esta posición, antes de hacerlo, comienza a concentrarte en el lugar donde te encuentras.

Posiciones avanzadas para sentarse

La posición de yoga más famosa es la de loto. Ésta es la posición con las piernas cruzadas en la que los pies descansan sobre los muslos de la pierna contraria. El Buda medita en esta posición. Es la mejor pose para aclarar la mente y la preparación a la contemplación.

Cualquiera que realice esta posición sin haber practicado yoga antes, se dará cuenta de que no es tan fácil como parece. Ésta es una de las razones por la cual se piensa que el yoga es una práctica extraña en la que la gente se convierte en nudos. Si el mero pensamiento del loto te cansa, no te preocupes. Existen posiciones de yoga estando sentado que son más sencillas.

El rayo (*vajrasana*) (13)

Ésta es la posición más básica, y la describimos al comienzo del capítulo. Es una posición ideal para hacer ejercicios de respiración, para mejorar la digestión y mejorar el tono de las caderas y la espalda. Es bastante absorbente, ya que requiere de concentración para mantener la espalda y la cabeza derechas, y resistir la tentación de encorvarse. Tampoco es bueno sentarse demasiado derecho, porque contraes la espalda baja poniéndote demasiado rígida, y así, pierdes la flexibilidad. Esta es la posición que adoptan los japoneses en los rituales del té, que por lo general duran hasta cinco horas. Esto demuestra lo cómoda y benéfica que es esta posición.

LAS POSICIONES HATHA (ASANAS)

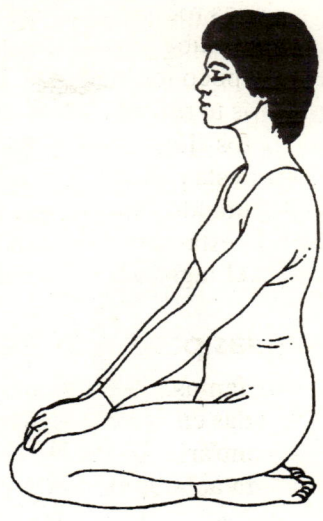

El rayo

La cara de vaca

Una variación del rayo incluye la posición de la vaca o *gomukhanasana,* que significa cara de vaca. Mucha gente dice que el nombre proviene del parecido que tiene el ejercicio, en el que se mueven los ojos, con el movimiento que hacen las vacas con sus ojos cuando están nerviosas. A pesar de esto, este ejercicio es fabuloso para trabajar los músculos faciales y los ojos; además de estirar los músculos de brazos y hombros.

Siéntate en la posición del rayo. Levanta el brazo derecho sobre el hombro derecho, de manera que la parte superior del brazo apunte hacia arriba, y la inferior, hacia abajo. Coloca las palmas de las manos sobre tu espalda, lo más al centro posible. Ahora, dobla el brazo izquierdo de la misma forma en que doblaste el derecho, y junta la mano derecha con la izquierda. Entrelaza tus dedos, y siente el estiramiento. No estires demasiado los brazos con tus manos. Ahora, para el facial, mira hacia adelante, imaginando un reloj de pared que está frente a ti. Mira el número doce, que se encuentra arriba de tu línea natural de visión. No inclines la cabeza hacia arriba, ni arrugues la frente. Los músculos de tus ojos deben hacer todo el trabajo. Piensa en esas pinturas dentro de las casas embrujadas de las películas, en las que los ojos se mueven solos, mientras la pintura en general permanece intacta; ésa es la impresión que debes causar.

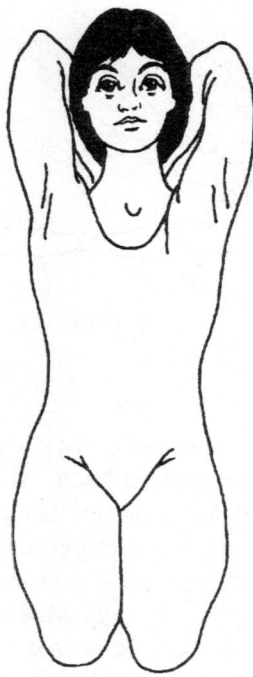

La cara de vaca

Ahora, mueve los ojos a la una (para un costado y un poco abajo), luego a las dos, tres, y así en adelante hasta llegar de nuevo a las doce. Mantén cada posición por un segundo (cuenta un elefante cada vez), y continúa respirando naturalmente. Cuando llegues al doce, da otra vuelta al reloj. Cierra los ojos, y suavemente suelta los brazos. Bájalos lentamente, y déjalos descansar sobre las rodillas.

Si esforzaste demasiado los ojos, frota las palmas de las manos para calentarlas, y suavemente colócalas en forma de taza sobre los ojos cerrados. Respira profundamente un par de veces y relájate. Este ejercicio se puede hacer en cualquier momento, y el taparlos con las palmas con forma de taza, es muy bueno para descansar los ojos que han estado leyendo u observando una pantalla por mucho tiempo. Además, puede ayudarte cuando tus ojos se sienten cansados o te arden.

El aprender a mover nuestros ojos sin mover toda la cabeza, no sólo fortalece los músculos de los ojos, sino que descansa los músculos del cuello. El oftalmólogo W.H. Bates creía que si se utilizan los músculos oculares en la forma que él describe en el *Método Bates*, no habría necesidad de usar anteojos para corregir la vista. Sea verdad o no, el ejercicio del reloj te ayudará a estar más consciente de tu visión periférica y a mejorar tu sentido del equilibrio. Éste último es porque si normalmente volteamos el cuerpo para mirar, nos arriesgamos a salirnos del eje central que nos mantiene de pie. Si aprendemos a mirar sin voltearnos, podemos prevenir esto.

El león

Esta *asana*, aunque parezca extraña, es excelente para relajar la mandíbula y el cuello. Además, es divertida. Siéntate como en el rayo, respira profundamente, y mientras exhalas, saca la lengua lo más que puedas, sin esforzarte demasiado. Abre bien los ojos y tensa los músculos del cuello y los

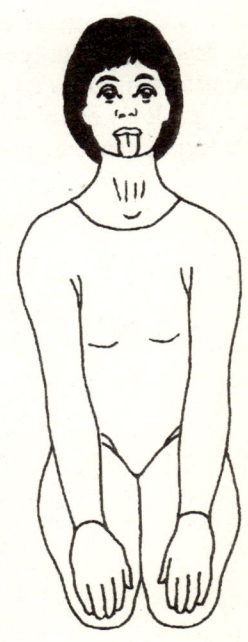

El león

faciales. Coloca las palmas de las manos sobre las rodillas, con los brazos estirados. Mantén esta posición durante la exhalación completa, y luego relájate. No olvides meter la lengua mientras haces esto.

El egipcio

Si el rayo no es cómodo en absoluto, y estás segura de que no es porque sigas incorrectamente las instrucciones, intenta la posición del egipcio. Para esto, necesitas una silla firme con el respaldo derecho, y que tenga una estatura suficiente, que te permita apoyar los pies en el suelo, formando con las piernas un ángulo recto. Piensa en las antiguas estatuas egipcias de reinas y reyes. Ellos se encuentran serenos y tranquilos. Esta posición es la misma. Mantén tu espalda y cabeza derechas.

    La barbilla no debe proyectarse más lejos que la frente, y tu abdomen debe estar estirado y derecho. Al igual que el rayo, esta posición se volverá muy cómoda después de un tiempo, y afectará la manera en que te sientas cuando no estás practicando yoga. Esto es muy bueno para la salud de tu espina dorsal y para tu postura en general.

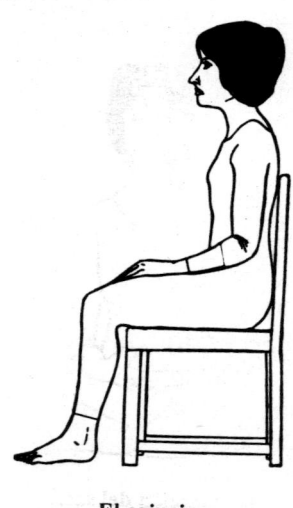

El egipcio

Ten cuidado al entrar y salir de esta posición. La mayoría de las veces que nos sentamos en una silla, nos caemos sobre ella. Lo que debemos hacer, es sentarnos suavemente. Y al pararnos, no debemos hacerlo como un resorte, ya que eso lastima nuestro cuerpo sin darnos cuenta. Una buena forma de cambiar este hábito, es sentarse sobre una silla imaginaria. Date cuenta de cómo bajas gradualmente cuando no hay nada que detenga tu caída, y cómo inclinas hacia adelante tu cuerpo desde las caderas, manteniendo una línea recta con la cabeza. Cuando te levantas, nota cómo lo haces gradualmente, las piernas, espalda y cabeza, trabajan en armonía. Ahora puedes intentarlo con una silla verdadera.

La posición del sastre

Si el sentarte con las piernas cruzadas no te causa problemas, puedes avanzar a posiciones más avanzadas del yoga. La posición de piernas cruzadas llamada posición del sastre es muy saludable si mantienes la espalda derecha mientras la haces. Siéntate con los pies debajo de la pierna contraria, justo arriba de los tobillos. Endereza la espalda, y coloca ligeramente cada

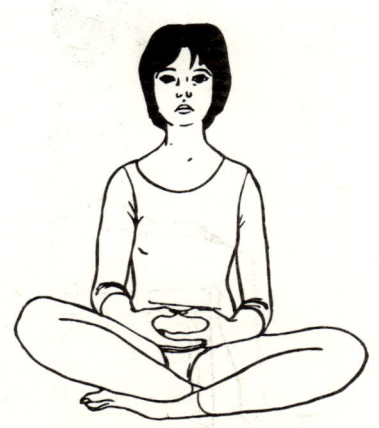

La posición del sastre

mano sobre su respectiva rodilla. No utilices las manos como apoyo, y no te sientes sobre el cóccix. Siéntate relajada, y no aprietes los pies debajo de las piernas porque se te pueden adormecer.

La mariposa

Esta posición es un poco más complicada. La mariposa estirará la parte interior de las piernas y las caderas. Ésta es muy buena para la gente que monta a caballo, ya que estira los músculos que se utilizan para sentarse sobre el caballo, aliviando así, el dolor que se puede llegar a tener después de montar.

Para realizar la mariposa, desdobla las piernas y estíralas frente a ti. Manténlas estiradas, con los pies unidos, y los dedos hacia arriba. Pon la espalda y el abdomen derechos, y no te apoyes sobre el cóccix. Deja que los brazos cuelguen a tus lados, y coloca las palmas sobre el piso. Ahora, dobla las rodillas, alejándolas del cuerpo. Une las palmas de los pies.

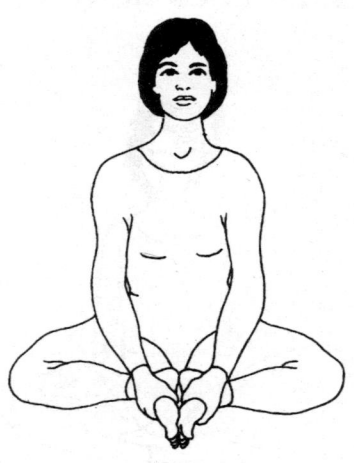

La mariposa

Pon tus manos alrededor de tus pies. Concéntrate en una respiración natural de diafragma, y cuando estés relajada, comienza a mover las rodillas para arriba y para abajo, como se mueven las alas de las mariposas. Mantén el movimiento suave y lento. Repítelo varias veces. Para un estiramiento final, suavemente lleva las rodillas hacia el piso. Mantén la posición, y luego, relájate. Vuelve a tomar tus pies con las manos. Cuando puedas llevar las rodillas al piso sin ayudarte con las manos y sin dificultades, estás lista para el medio loto.

El medio loto

Siéntate con las piernas estiradas frente a ti. Toma tu tobillo izquierdo, y lleva el pie hacia adentro, de manera que la planta toque la ingle de la pierna derecha, entre el ano y el escroto o la vulva, un área conocida como perineo. Toma tu pie derecho, y cruza la pierna encima de la izquierda, de manera que los dedos del pie derecho apunten hacia la parte posterior de la rodilla izquierda, y el talón toque la ingle. Mantén la espalda derecha. El peso debe estar sobre el suelo pélvico, y tus rodillas deben tocar el piso. Coloca las manos sobre las rodillas con las palmas

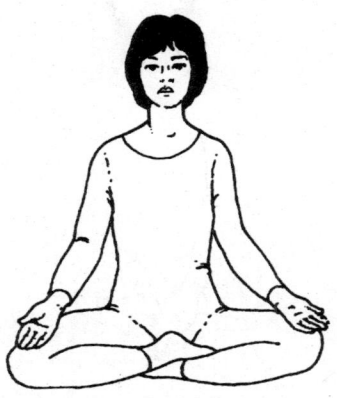

La posición de medio loto

hacia arriba. Ésta es una pose hermosa y simétrica, y sólo puedes sentir serenidad al hacerla. Relaja los músculos faciales, y mantén la posición.

Para deshacerla, levanta levemente las rodillas, y suelta los pies (primero el derecho). Estira las piernas frente a ti una vez más, y respira profundamente antes de pararte.

Toma tu tiempo para salir de estas posiciones, y varía las piernas, derecha, izquierda, y así, cada vez empieza con una diferente.

La posición del loto (*padmasana*) (20)

Esta posición lleva el nombre de una flor hermosa que simboliza la perfección y creación. Ésta es la posición sentada más avanzada, y sólo debes hacerla si te sientes cómoda con el medio loto. Muchos maestros insisten en que esta posición debe enseñarse paso a paso.

Comienza sentándote en el piso con las piernas estiradas, como en los ejercicios anteriores. Toma tu pierna derecha, y coloca el pie sobre el perineo. Los dedos del pie deben alcanzar el

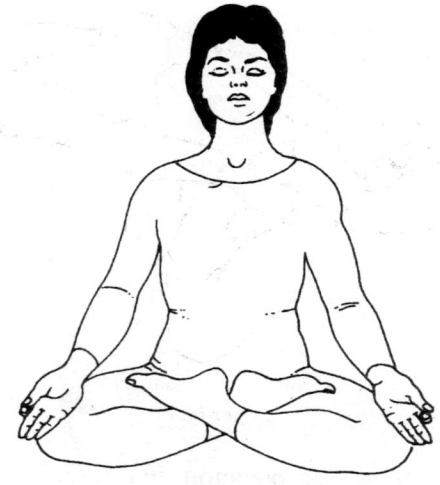

La posición del loto

muslo izquierdo. Trae el pie izquierdo hacia la pierna derecha, de manera que descanse sobre el muslo derecho. Los dedos del pie deben dirigirse hacia arriba, y el talón debe estar sobre la ingle. Descansa las manos sobre las piernas, con las palmas hacia arriba. Mantén esta posición por un pequeño momento. Recuerda que la próxima vez debes comenzar con la otra pierna.

La posición del pez loto

Desde la posición del loto, puedes moverte a esta *asana* del pez. Este es un estiramiento completo para la gente que es muy flexible. Siéntate en la posición del loto, y toma cada pie con la mano contraria (el pie derecho con la mano izquierda, y viceversa). Respira profundamente, y mientras inhalas, arquea tu espalda hasta que tu cabeza descanse sobre el piso detrás de ti. Relaja el pecho y los hombros, y mantén las rodillas fijas sobre el piso.

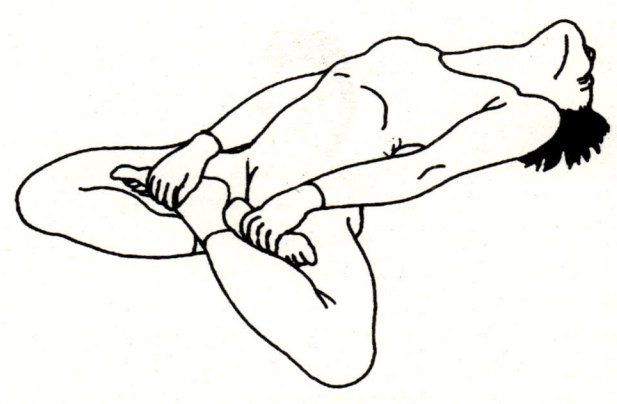

El pez loto

Cuando deshagas esta posición, ten mucho cuidado. Hazlo suavemente, sin forzar tus hombros y abdomen.

La importancia de la postura

La buena postura es mucho más que aprender a caminar bien. De hecho, es la clave para usar nuestro cuerpo entero correctamente, permitiéndole así que funcione apropiadamente y que combata enfermedades. Esto fue descubierto hace más de cien años por un actor australiano, llamado F.M. Alexander. Mientras estaba tratando de solucionar un problema en su voz, descubrió que no sólo estaba usando mal las cuerdas vocales, sino su cuerpo entero. La técnica que desarrolló para solucionar este problema, la Técnica Alexander, es bastante similar a los métodos del yoga.

Alexander descubrió que el mal uso del cuerpo, no se hereda, sino que se aprende. La prueba de esto se puede observar en el movimiento y la postura de los infantes. Por ejemplo, los bebés se sientan derechos si los colocas sobre el piso, con la espalda flexible y recta, no encorvados hacia el piso. Un niño dobla las rodillas, y no la espalda, al levantar un objeto pesado. Se sienta y se para derecho. Entonces, ¿qué pasa con nosotros a medida que vamos alcanzando la madurez? ¿Hemos acumulado tantos malos hábitos que nos causan dolor, y por ende, no nos movemos correctamente?

Alexander pensaba que esto sucedía, en parte, por copiar a los demás. Por lo general, los niños estudian los movimientos y actitudes de los padres y otros adultos. Es una parte natural del proceso de aprendizaje de los niños. De manera que si un niño ve que su papá se agacha con la espalda rígida para agarrar una caja de libros, el niño hará lo mismo. Aun como adultos, muchas veces copiamos los movimientos de las personas que apreciamos. Esto es una forma de copiar el lenguaje corporal.

Otro mal hábito, es tener que estar sentado por largos periodos de tiempo. Esto comenzó en la escuela, y de ahí, empezamos a encorvarnos e inclinarnos hacia adelante. Combina esto con la torpeza de la adolescencia, y tenemos una receta para un desastre. Las clases de educación física y los recreos tampoco pudieron solucionar este problema, aun con las repeticiones de los movimientos de los deportes organizados, muchas veces se olvidan de hacer precalentamiento y relajación después de las actividades.

Finalmente, los problemas emocionales y físicos contribuyen a la mala postura. Por ejemplo, cuando estamos deprimidos o tristes, traemos los hombros caídos y la espalda encorvada. Recuerda la pareja que representó Picasso, en la pintura *La tragedia* en 1903. Al mirar este trabajo sombrío, el color azul profundo, y las expresiones tristes, nos damos cuenta de que esta pareja está sufriendo o está pasando por una crisis terrible. El contenido emocional está acentuado por sus posturas: hombros caídos, espalda encorvada y brazos cruzados. A su lado, hay un niño, presuntamente, su hijo, que está copiando su posición de hombros caídos y espalda encorvada.

El lastimarnos físicamente también puede hacernos perder la buena postura, haciéndonos caminar con un rengueo o con la espalda encorvada, por dar algún ejemplo. Sin embargo, después de habernos curado, muchas veces continuamos caminando de esa forma. No lo hacemos porque necesitamos de la compasión de los demás, sino porque nos acostumbramos. Mucha gente mayor camina así para compensar una vieja herida, que lo más probable es que ya no exista. En parte, lo hacen por miedo a volver a sentir el dolor, aunque, por lo general, es todo lo contrario. Por suerte, como en el yoga, no existe una edad tope para aprender la Técnica Alexander. De todos modos, cuanto antes empieces, mejor, además, gozarás más tiempo de los beneficios.

La espina dorsal

La espina dorsal es el hueso más importante del cuerpo. Es la influencia principal del funcionamiento y la salud del sistema nervioso, músculos y órganos internos. Sin embargo, siendo así de importante, no la cuidamos. Los deportistas y la gente que cuida su cuerpo, ponen mucha atención en las piernas, los brazos y la fuerza del cuerpo, o en cualquier parte del mismo que creen importante para lograr sus ambiciones. Muy poca gente se da cuenta del trabajo de la espina, de su importancia, y sus necesidades. El hecho de que la espina dorsal se las arregla para mantener su fortaleza y flexibilidad, pese a los descuidos, demuestra que en verdad es fuerte.

Uno de los favores más grandes que le puedes hacer a tu cuerpo, es estirar tu espina con frecuencia. Es importante mantener las vértebras y los discos entre ellas alineados. Si se alinea incorrectamente un disco, el resultado es atroz, y cualquiera que haya pasado por esto, lo podrá confirmar. No sólo lastima, sino que el dolor de espalda y la incomodidad pueden afectar severamente tu calidad de vida y la seguridad en ti mismo.

Cada disco tiene un centro semilíquido, y está cubierto por una capa más dura. Imagina que cada vértebra es un ladrillo, cada uno con un cojín (disco) entre él y el siguiente. Si los ladrillos salen de alineación, la tela de los cojines se gastará, y el relleno (centro semilíquido) saldrá. Esto presiona los nervios, causando dolor. Los ejercicios de estiramiento, realizados correctamente, mantienen las vértebras en su lugar, dando la oportunidad de que se curen los tejidos dañados, y previniendo más lesiones.

Capítulo **5**

ENFERMEDADES - UNA GUÍA RÁPIDA DE QUÉ POSICIONES AYUDAN CONTRA CADA ENFERMEDAD

Ansiedad

Para esto, las mejores posiciones son el rayo y el levantamiento de piernas hacia los costados. Las *asanas* que requieren mucha concentración, como el bote, también son muy efectivas, ya que liberan a la mente del estado de ansiedad.

Asma

Los problemas respiratorios pueden disminuir con los ejercicios que incrementan la capacidad pulmonar. Las *asanas* que pueden ayudar son el pez, la montaña (*tadasana*) y el conejo, las cuales ejercitan tus pulmones. Pon especial atención a los capítulos de respiración en el yoga, ya que estos ejercicios son muy útiles para reducir los síntomas del asma.

Cansancio en los ojos

El poner las palmas de las manos en forma de taza sobre los ojos, como cuando terminas la cara de vaca, es muy efectivo para aliviar la vista cansada. La cara de vaca, ayuda a fortalecer los músculos oculares, haciendo que los ojos estén menos propensos al esfuerzo.

Concentración

Si para ti es difícil concentrarte, ¡haz una *asana* que requiera de tu concentración! Haz el águila y el rayo.

Depresión

La depresión muchas veces puede provenir de la baja estima y la inseguridad. Haz el guerrero. Este es un ejercicio que da poder. Y el saludo al sol, que es una secuencia de *asanas* gloriosas que dan alegría. Cuando estés más flexible, y tu salud en general haya mejorado, notarás que ya no estás tan propenso a deprimirte.

Dolor de espalda

Todos los ejercicios del yoga ayudan a hacer que la espina dorsal sea más flexible, y por ende, a tener menos dolores de espalda. Las *asanas* que más se recomiendan son el gato, el perro, el arado, y doblarse hacia adelante. Para los problemas de espalda baja, tales como ciática y lumbago, puedes hacer el triángulo. Para dolor en la espalda superior, haz la cara de vaca. Recuerda que cada vez que te estires hacia adelante, lo tienes que hacer hacia atrás.

Dolor de muelas

La posición del león alivia la tensión de la mandíbula y el cuello, además, puede ayudarte a reducir el dolor de muelas. De todas maneras, ¡lo mejor que puedes hacer es visitar al dentista!

Dolor por montar a caballo

Para prevenir esto, dale un buen estiramiento a las caderas y muslos con la mariposa.

Envejecimiento

Lamentablemente, no existe cura milagrosa para esto. Las *asanas*, tales como el pez y el perro, mejoran la circulación de la cara, haciendo que la piel se vea más fresca y joven. Además, el yoga en general, te ayudará a ser más ágil, haciéndote sentir más joven.

Insomnio

En las sesiones de yoga aprenderás a relajarte, lo cual te ayudará a dormir mejor. El saludo al sol es una forma perfecta de despertar al cuerpo entero si se encuentra cansado. Por otro lado, con esta serie de *asanas*, puedes ayudarlo a tranquilizarse, y por ende, a dormir mejor.

Irregularidad en la menstruación

No es aconsejable realizar las posiciones invertidas durante la menstruación. Cuando no estés menstruando, haz el arado y la cobra, los cuales ayudan a regular problemas menstruales, y mejora la salud de los órganos reproductivos.

Mal de Alzheimer

Las posiciones invertidas, tales como pararse sobre los hombros, el perro, y el pez loto, estimulan al cerebro, permitiéndole que funcione correctamente. Se cree que estas posiciones ayudan a prevenir el Mal de Alzheimer.

Obesidad

El yoga en general, te hará sentir más seguro en ti mismo, lo cual es clave para combatir los problemas de peso. Pon especial atención al capítulo sobre la dieta. Muchas personas comienzan a comer mejor a medida que incrementan la conciencia sobre su cuerpo. Para mejorar el tono muscular, y ayudarte así a verte más delgado, haz el triángulo, la cobra, y la rueda, que tonifican las piernas y el abdomen, y ayudan a eliminar más rápidamente la grasa de la cintura. El águila es buena para tonificar las caderas y muslos, y se dice que elimina la celulitis.

Postura

Como hemos dicho, tu postura mejorará al practicar el yoga en general. Si realmente quieres mejorar tu postura, haz las *asanas* que requieren concentración y equilibrio, tales como el árbol, el águila, y el trípode.

Problemas con la voz y en la garganta

El león es el mejor para ti. Éste ayuda a fortalecer la garganta, y previene el dolor si lo haces a tiempo.

Problemas digestivos

La hinchazón puede reducirse con el puente y la rueda. Si persisten los problemas digestivos, consulta el capítulo sobre dietas. El doblarse hacia adelante, el arco y el rayo ayudan a la digestión.

Problemas en el intestino

Generalmente, el mal funcionamiento del intestino se debe al pobre funcionamiento de otros órganos y a una mala dieta. Lee el capítulo sobre dietas, y haz ejercicios con el abdomen, ya que éstos también fortalecerán otros órganos internos. Haz el giro de la espina dorsal, la rueda y la cobra. El arco es muy efectivo para curar el estreñimiento.

Várices

Pararte sobre los hombros le quitará el peso a tus piernas, y te ayudará a mejorar la circulación.

Capítulo **6**

EL YOGA
Y LA RESPIRACIÓN

La forma en que respiramos está conectada con nuestro bienestar y nuestras emociones. Cuando tenemos miedo, o estamos tensos, respiramos rápido y superficialmente; y cuando estamos relajados o dormidos, respiramos lenta y profundamente. Ambas respiraciones son involuntarias, suceden debido a señales que envía el cerebro. El problema de la respiración superficial, aunque no afecta si lo haces por un periodo corto, es que altera nuestro patrón general de respiración; al igual que cuando estamos estresados, nuestra salud entera sufre las consecuencias. El respirar superficialmente significa que sólo estamos usando una fracción de nuestra capacidad pulmonar, y por ende, no administramos suficiente oxígeno a nuestros músculos y órganos mediante la sangre. Como resultado de esto, nuestros órganos y músculos no pueden funcionar correctamente.

Intenta ahora mismo respirar profundamente. ¿Sientes que estás introduciendo mucho más aire de lo normal? ¿No te sientes más alerta que hace un rato?

La verdad es que la falta de oxígeno en la sangre nos hace sentir cansados y nos hace propensos a las enfermedades. Por eso es que cuando estamos cansados, bostezamos. El bostezo es la forma que tiene el cuerpo de introducir más aire, al igual que un termostato utiliza de repente más energía para calentar un cuarto que ha bajado la temperatura.

El respirar correctamente cambia drásticamente la forma en que nos sentimos. Si respiramos profundamente un par de veces, podemos aliviar molestias de una indigestión. Nos puede despertar, o hacernos dormir mejor. Hasta nos puede ayudar a controlar la ansiedad, ya que el concentrarse en la respiración hace que la mente baje su velocidad. Se ha descubierto que aprender a tocar la gaita, lo cual requiere de constantes respiraciones profundas para generar suficiente aire, ayuda a combatir el asma. Esto es porque respirar profunda y constantemente incrementa la capacidad pulmonar, y así, ayuda al que padece esta enfermedad, a controlar sus patrones respiratorios y no estar controlado por ellos.

Pranayama

La respiración del yoga se llama *pranayama*; *prana* significa la respiración de la vida y *ayama*, significa intervalo, y combinados, significa la interrupción de la respiración Como sabemos, la respiración es lo más importante para vivir. Sin ella, morimos. Los yoguis ven la respiración como algo mucho más importante que el oxígeno; para ellos, es lo que nos conecta con la fuerza vital del universo. El respirar correctamente desatora los canales de energía que recorren nuestro cuerpo (véase los chakras), y equilibra las fuerzas positivas y negativas, lo masculino y femenino dentro de nosotros, el yin y el yang. Todos los ejercicios de pranayama, a menos que se indique lo contrario, se deben hacer con la boca cerrada para que respires por la nariz. Lo ideal es que antes de comenzar, te duches, y limpies tu nariz y boca. Al igual que con las *asanas*, no debes hacer estos ejercicios antes de que pasen dos horas de haber ingerido una comida entera, o una hora después de una ligera.

Mantener la respiración

Imagina que estás parado sobre el camellón de la calle, y los coches pasan por adelante y por atrás. De repente, ves una pelota rodar hacia el centro de la calle, y un instante más tarde, un niño corre a buscarla, sin fijarse en el tráfico veloz. Escuchas los sonidos de las ruedas contra el pavimento, y un segundo más tarde, el silencio. Las personas, en estos casos, han dicho que pensaron rápidamente en una infinidad de cosas, como si las hubieran hecho en realidad. Decían: Algo pasó, parecía que me estaba viendo mientras lo hacía, mientras recuperaban la respiración sobre el camellón y agarraban al niño. En estos momentos, en los que se requieren movimientos rápidos, sentimos como si nuestros corazones de verdad se hubieran detenido, y una fuerza sobrenatural nos estuviera controlando. Somos capaces de hacer cosas que por lo general sobrepasan nuestras capacidades. De hecho, nuestros corazones no se detuvieron, y ninguna fuerza exterior nos controló. La sensación de que se paró el tiempo, la sentimos porque contuvimos la respiración, y al hacer esto, nos concentramos por completo en lo que estamos haciendo o lo que está sucediendo.

Los psicólogos estiman que sólo utilizamos un veinte por ciento de la capacidad de nuestro cerebro, simplemente, porque no sabemos cómo utilizar nuestros recursos. Se piensa que Albert Einstein sólo utilizaba un cuarenta por ciento, y así, piensa cuánto logró. Por supuesto que el mantener la respiración no te va a convertir en Einstein, pero el movimiento involuntario del cuerpo con seguridad estimula al cerebro para rendir más. Nos da la oportunidad de dar el volantazo para no atropellar a alguien, responder preguntas de las que nuestra vida depende, a los policías, de negociar la entrega de un arma con un ladrón. Sin este sistema que traemos desde nuestro nacimiento, entraríamos en pánico. Nuestras mentes correrían por aquí y por allá, sin saber a dónde ir, y nuestros cuerpos estarían inmóviles, sin poder actuar.

Mantener la respiración es una forma de concentrar nuestras mentes, y como tal, una parte muy importante de pranayama, un método especial para la meditación, que trataremos en el capítulo siguiente. Por supuesto que la forma en que los yoguis mantienen la respiración, no es igual a como lo hacen los buzos antes de sumergirse en el agua, ni como lo hacen algunas personas en un concurso. De ninguna manera esto debe ser un gran esfuerzo, ni incómodo. Por otra parte, las personas que sufren de presión alta, o del corazón, no deben hacerlo.

Para realizar un simple ejercicio de respiración, comienza sentándote en la posición del rayo o del egipcio. Coloca tus manos ligeramente sobre tus rodillas, y cierra tus ojos. Inhala lenta y profundamente, pero sin ningún esfuerzo. Cuando hayas inhalado completamente, cuenta hasta dos en tu cabeza, y exhala lentamente. Si lo haces sin esfuerzo y con tranquilidad, no habrá necesidad de que tomes aire rápidamente después de respirar de esta manera. Repite este ejercicio varias veces, pero detente si te sientes incómodo. Podrás incrementar los segundos en que sostienes la respiración de manera gradual, hasta llegar a los sesenta o noventa, pero no sientas que tienes que mantenerla por más tiempo esta vez. Tú *no* estas entrenándote para el equipo de natación de las Olimpiadas.

La respiración alternando el orificio nasal

Esta técnica de pranayama es clásica. Además, ayuda a reconstruir el balance del yin yang. La verdad es que casi nunca respiramos por los dos orificios nasales, de manera que este ejercicio nos ayudará a aprender cómo hacerlo bien.

Comienza sentándote en las *asanas* como en el ejercicio anterior. Utilizando uno de los dedos de tu mano derecha, de preferencia el tercero, presiona el orificio derecho hasta que esté cerrado. Inhala, y mantén el orificio derecho cerrado, de forma que tu orificio izquierdo haga todo el trabajo. Ahora, oprime el orificio izquierdo, utilizando el dedo gordo de la mano derecha. Cuenta hasta dieciséis, sosteniendo la respiración. Suelta el orificio derecho y exhala suavemente. Ahora, repite el ejercicio, comenzando por el lado izquierdo cerrado. Repite este proceso cinco veces. Recuerda que debes hacerlo lenta y tranquilamente.

Este ejercicio es muy bueno para limpiar las fosas nasales, y acelerar la expulsión de la flema.

El zumbido de la abeja

Este ejercicio es muy tranquilizante, ideal para calmarse al final de un día ocupado y lleno de ruido. Siéntate, y relaja los músculos faciales. Pon los labios como si fueras a tocar la flauta. Coloca las manos sobre las rodillas. Ahora, cierra los ojos e imagina que estás sentado en medio de una pradera, en verano. Siente el sol en tu cara, y huele la tierra y las flores que te rodean. Respira suave y profundamente, y mientras exhalas, emite el sonido de hmmmmm soltando el aire a través de los labios de manera constante, hasta que se te acabe el aire. Inhala profundamente, y repite el ejercicio varia veces. Esto hará que tu cuerpo vibre levemente, recordándote el sonido que emite una abeja volando de flor en flor. Date un instante para regresar antes de abrir los ojos.

La respiración del fuelle

Normalmente, cuando inhalamos, lo hacemos bastante fuerte, mientras que exhalamos en una reacción pasiva automáticamente. Por otro lado, los fuelles se llenan de aire suavemente, y para sacarlo, se debe ejercer una fuerza externa. La respiración del fuelle copia este proceso.

La mejor forma de realizar la respiración del fuelle es de pie, con los pies hacia afuera, las piernas un poco separadas, y las rodillas dobladas. Inclina tu cuerpo hacia adelante desde las caderas, y mantén la cabeza alineada con la espalda. Dirige la mirada hacia abajo. Agárrate de la parte superior de tus muslos, con las palmas hacia abajo, y los codos hacia afuera. Si esta posición te recuerda a los campesinos platicando en la feria del pueblo, está bien. Si copias el movimiento de una carcajada profunda, te darás cuenta de cómo funciona este ejercicio. Respira, y rápidamente exhala por las fosas nasales, como si estuvieras pegando una carcajada. Te darás cuenta de que tus pulmones se llenarán de aire otra vez sin que hagas ningún esfuerzo. Haz esto otra vez, tu inhalación debe tomar más tiempo que tu exhalación. No debes forzar el aire hacia afuera por más tiempo del que estés cómodo, ya que esto es contraproducente. No debes sentir esto como si te estuvieran pegando en el estómago.

Repítelo hasta diez veces. El sonido de tu respiración debe parecerse al de un toro listo para atacar. Si te sientes mareado o incómodo, detente y respira normalmente. La respiración del fuelle, al igual que reírte, te hace sentir más vivo y alerta, además, estimula tu cerebro. Los doctores tienen razón cuando dicen que la risa es la mejor medicina.

La respiración refrescante

Esta respiración es muy parecida a la acción que realizan los gatos y perros cuando sacan la lengua para refrescarse, cuando hace calor. Es muy efectiva si te sientes acalorado, ya sea por enfermedad, temperatura ambiental, o calefacción.

Siéntate cómodamente, y saca la lengua (no tanto como en la posición del león, no debes estirar la lengua). Dobla la punta de la lengua formando un túnel. Mucha gente no puede enrollar la lengua, pero si sólo la dobla un poco, es suficiente. Cierra los ojos y respira por el túnel. Debes sentir una sensación agradable y refrescante. Continúa respirando de esta forma por unos segundos, mete la lengua, y cierra la boca. Exhala suavemente a través de tus fosas nasales. Imagina que el proceso es igual que un aire acondicionado que mete aire fresco, y saca aire caliente en un ciclo continuo. Repítela tres veces.

La respiración victoriosa (*ujjayi*)

Para hacer este ejercicio, debes aprender a cerrar parcialmente la glotis. Ésta se encuentra entre las cuerdas vocales. Es natural que cerremos y abramos la glotis mientras hablamos. En el *ujjayi* debes intentar emitir un sonido continuo desde tu garganta, controlando la respiración y manteniéndola constante. Este sonido es la glotis que se cierra y se abre.

Comienza parándote en el *tadasana* y atora la barbilla (con la boca cerrada). Esta forma de atorar la barbilla se llama *jalandhara*, y ayuda a mantener la respiración. Ahora, inhala lenta y profundamente, mantén la respiración por alrededor de cinco segundos, y suéltala de manera lenta y controlada, manteniendo la glotis prácticamente cerrada. Si el sonido varía, significa que tu exhalación no es constante. Repítela cinco veces, si te concentras, el sonido será más constante.

Este ejercicio se llama la respiración victoriosa porque se dice que da coraje. Te recordará a un animal dándose coraje para subir la montaña. También es bueno para la circulación, y para limpiar la nariz y la garganta, que en un mundo contaminado, es una victoria en sí.

El control sobre las respuestas

El yoga no cambia todo. Seguirás siendo tú mismo, sintiendo enojo, alegría, angustia y desesperación, como siempre lo has hecho. Sin embargo, lo que puede hacer el yoga es darte el poder de controlar la forma en que respondes a los grandes eventos. Te ayuda a dominar las emociones fuertes y a saber qué hacer con ellas, en vez de dejarlas llevarte al caos. ¿Cuántas veces deseaste poder mantener la calma en vez de gritar todo lo que se te cruzaba por la mente? ¿O detenerte y pensar en las consecuencias antes de dejarte llevar por tu entusiasmo? El yoga te da el poder de observar antes de actuar.

Enojo e irritación

La manera en que normalmente nos armamos de paciencia para no sentir enojo, es cerrando los ojos y contando hasta diez. De hecho, no es del todo una mala idea, ya que te da un momento para calmarte. La forma que propone el yoga es similar. Párate o siéntate en una posición cómoda. Mantén la espalda derecha, y cierra los ojos. Une las manos frente a ti como si fueras a rezar, y concéntrate en la respiración, inhalando lenta y profundamente cada vez.

Cuando llegues a un estado más tranquilo, no te sentirás enojado, y podrás examinar la causa de tu ira en forma más racional y positiva.

Pánico y ansiedad

Por lo general, el pánico sucede en un momento en el que necesitas actuar. Por desgracia, el pánico es precisamente lo que te detiene a actuar, ¡un estado que causa aun más ansiedad! Para calmarte y mantener tu mente en orden, necesitas calmar tu corazón y tu respiración. De nuevo, cierra los ojos, y concéntrate en una respiración lenta y profunda cada vez. Si estás sentado frente a tu escritorio, coloca las manos sobre la superficie e imagina que tu pánico es una carga eléctrica, que va desde tu cerebro hasta tu cuerpo. Cada vez que exhalas, siente parte de esa carga saliendo por tus manos y descargándose sobre su superficie. Poco a poco, recuperarás la calma y podrás actuar.

Es importante que al hacer esto, no te distraigas ni te apures.

Buenas noticias

Aunque parezca extraño, esto puede ser tan tensionante como las malas noticias, y cuando la euforia inicial haya desaparecido, te sentirás tan aplastado como una tortilla y decepcionado. Para mantenerte tranquilo, pon las manos hacia afuera, frente a ti, con las palmas hacia abajo. Cierra los ojos y respira lentamente. Mientras exhalas, empuja hacia abajo con las manos, y cuando inhalas, déjalas flotar hacia arriba.

Este ejercicio no destruirá el placer de la experiencia, simplemente, te sentirás más contento y calmado. De esta forma, la disfrutarás más.

Finalmente, la meta del yoga es tratar las grandes emociones objetivamente, casi como si fueras un observador imparcial. Aunque nunca lo logres, estos ejercicios ayudarán a que te sientas en control.

La higiene en el yoga

Se dice que la limpieza está cerca de Dios, y además, está cerca del yoga. Los yoguis antiguos iniciaron reglas muy estrictas acerca de la limpieza antes de la práctica. La limpieza y el orden son muy importantes para la concentración. Es muy difícil trabajar sobre un escritorio lleno de papeles y cosas, o sentarse para relajarse sin haberte bañado ese día. Últimamente, ha habido mucho interés en el *Feng Shui*. Éste es el arte oriental de construir una casa de manera que esté en armonía con las personas que la habitan. Uno de los principios más importantes del Feng Shui es no llenar la casa de cosas, ya que esto entorpece el flujo de energía dentro del hogar, y dormir en un cuarto que, idealmente, sólo tenga una cama para descansar. Los yoguis sabían esto desde hace mucho tiempo, y diseñaron una serie de prácticas para purificar y limpiar el cuerpo.

La respiración que limpia (*kapalabhati*)

Para comenzar, siéntate en la posición del rayo o del medio loto, y toma un momento para relajarte. Respira a través de la nariz y desde el diafragma. Cuando estés listo, inhala profundamente desde la nariz, y exhala rápidamente, en una sola vez, contrayendo el diafragma. Asegúrate de exhalar todo el aire de tus pulmones. Sonará parecido a un estornudo. Repite este proceso diez veces, y luego relájate.

Este ejercicio es muy bueno para limpiar las fosas nasales y estimular la circulación sanguínea.

Otra forma de alcanzar esta limpieza, es parándote derecho, con tus pies un poco separados. Respira profundamente, y mece los brazos sobre tu cabeza, manteniéndolos derechos. Tu cuerpo debe estar formando una curva como una C al revés. Ahora, lleva tus brazos hacia tus pies en un solo movimiento. Mientras haces esto, exhala rápidamente, contrayendo el diafragma. De nuevo, asegúrate de sacar todo el aire de los pulmones en esta exhalación. Este ejercicio es más dinámico que el anterior, de manera que no lo debes hacer diez veces. Si lo haces de tres a cinco veces, será suficiente.

Quizá la mejor forma de limpiar tus pulmones sea practicar los ejercicios de respiración cerca del mar o un río. Estos lugares están repletos de iones negativos, los cuales ayudan a hacerte sentir fresco y revitalizado. Las áreas donde hay mucha polución están llenas de iones positivos, los cuales tienden a hacernos sentir cansados. En los últimos diez años se han introducido ionizadores en áreas laborales. Estas máquinas convierten los iones positivos a negativos, y a los trabajadores, de un grupo cansado, a un grupo despierto. Se dice que son muy benéficos.

Categorización

Debido a que llevamos vidas muy ocupadas, con todas las cosas que se nos exigen, muchos de nosotros sentimos que vivimos una existencia llena de categorizaciones. Una de las categorizaciones es nuestra vida laboral. Cambiamos nuestros atuendos y hasta nuestra personalidad para entrar en esta categoría. A veces nos convertimos en duros, para enviar mensajes de capacidad y seriedad, los cuales, nuestro ser interior no siente en realidad. Otra categorización es el hogar, donde, de nueva cuenta, cambiamos nuestras personalidades para abrirnos y ser más cariñosos. Es probable que esta sea la única categoría en la que nos sentimos nosotros mismos. Existen otras categorizaciones como el estar con amigos. Por esto, es que a veces sentimos que nuestras vidas están confundidas y desconectadas, y que no hay espacio para que seamos nosotros mismos.

Una forma interesante de vernos, es observar al cuerpo como si tuviera muchas capas de pieles, como una cebolla. Muchas veces pelamos estas capas para mostrar nuestro ser interior, mientras que otras veces nos las volvemos a poner. Es una forma de reconciliar todos los aspectos de nuestras vidas. Piensa que la capa superior es la parte externa del cuerpo, la que casi todos ven y juzgan. Dentro de ésta, está la capa física más interna, la parte donde funcionan nuestros órganos. Dentro de ésta, está la mente consciente, con la que pensamos todos los días, y donde generamos las palabras que salen de nuestra boca física. Dentro de ésta, se encuentra el subconsciente, el lugar donde guardamos nuestros recuerdos, manejamos nuestros sentimientos, y de donde viene nuestro sentimiento de hacer lo que queramos. Y muy, muy dentro de ésta, se encuentra nuestro ser interior, el corazón de nuestro ser, que es la única parte de nosotros que verdaderamente se conecta con el universo.

El pensar de esta forma sobre el cuerpo, es una herramienta muy útil para la meditación. Además, el pensar que estás de alguna forma desconectado de ti mismo, provoca una sensación tranquilizante. La próxima vez que te encuentres en medio de una oficina llena de gente, tenso, como si estuvieras actuando, preguntándote cómo puedes ser la misma persona que escaló una montaña el fin de semana pasado, o que les leyó a sus hijos un cuento hermoso anoche, sintiéndote muy feliz, recuerda que esta mañana te pusiste varias capas, pero que, en realidad, eres la misma persona por dentro.

Capítulo **7**

LOS CHAKRAS

De acuerdo con la filosofía del yoga, la espina dorsal marca un canal central, el *sushumna*, el cual recorre el cuerpo. A lo largo de este canal existen siete centros de energía o chakras. La palabra chakra es de origen hindú, y significa centro nervioso o rueda. Cada chakra tiene una característica individual que corresponde a un color diferente, elemento, humor, y actividad. Además, tiene una función especial sobre la salud del cuerpo. Las posiciones de los chakras corresponden a los plexos en el cuerpo, y están de acuerdo con las tablas chinas de acupuntura. Es posible que en la antigua filosofía occidental existiera un equivalente a los chakras. Por ejemplo, el chakra anahata, que controla las emociones, se encuentra cerca del corazón; el órgano interno al cual le atribuimos tantos sentimientos. Decimos: me lastimaste el corazón, mi corazón está enamorado, tengo el corazón contento, tengo el corazón roto.

Los chakras están localizados donde se cruza la fuerza de la vida, la carrera de Pranas, *namis*.

Los chakras emanan energía que necesitamos para vivir, pero, desafortunadamente, el canal por el que viaja esta energía puede bloquearse, y es por eso que a veces nos sentimos desconectados del cuerpo. Los ejercicios del yoga buscan desatorar el flujo de energía y te permiten penetrarte en la energía que necesitas, en un momento particular. Los chakras funcionan mejor si se utiliza el color correspondiente. Si esto no te parece verdad, date cuenta de cuánto puede afectar un color a tu estado de ánimo, y como esto puede variar. Un día el naranja te produce una sensación de alegría y al día siguiente prefieres el gris. El verde puede inspirar paz, o puede ser insípido. La inconstancia puede ser debido al hecho de que no necesitamos, o no queremos, ese tipo de energía el día de hoy.

La energía de los chakras puede llamarse con el sonido de un mantra. Siéntate cómodamente en la posición del Loto u otra. Mantén la espalda y tu cabeza derechas. Respira profundamente, y exhala lentamente. Hazlo por varias respiraciones, hasta que tu mente se aclare y tu cuerpo se calme. Cuando exhales, repite el sonido del chakra, luego inhala lentamente. Repítelo varias veces, *qwertyui*, concentrándote en la ubicación del chakra, hasta que puedas sentir su energía. Puedes concentrarte en un chakra específico, o moverte desde la cabeza cantando cada mantra en su momento. Mucha gente describe esta sensación

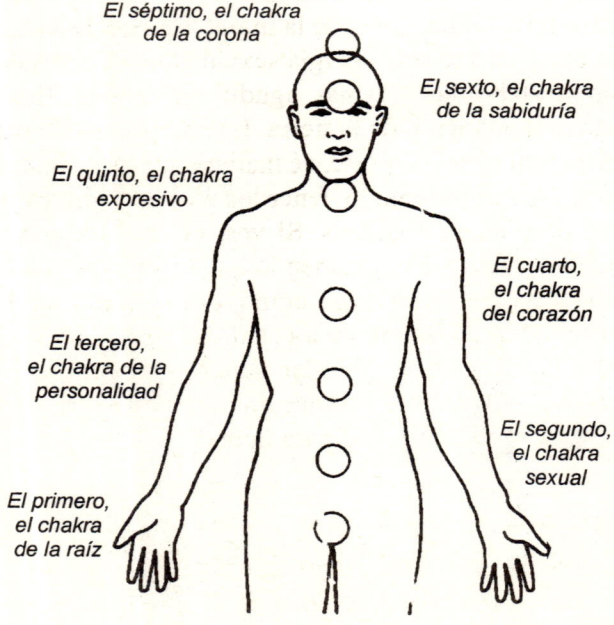

Los siete chakras principales

como una serie de luces que se encienden, que culminan en un brillo extraordinario en la parte superior. Otros la describen como una serie de campanas, que agudizan y purifican su sonido cada vez. Aprenderás el sonido de las notas internamente. Si prefieres ver que escuchar, puedes visualizar el color, en vez de escuchar el sonido de las notas.

Deténte si te sientes mareada o desorientada, regresa a la respiración normal, y repite el mantra en otra ocasión. Por lo general, el cantar calma y tranquiliza, ya que ayuda a las fuentes de energía. Esto, con la práctica, se puede convertir en la clave para la meditación.

Muladhara

Existe un chakra que se encuentra en la base de la espina dorsal, en el plexo del perineo, cerca de la ingle. A pesar de esto, no es el chakra que promueve la energía sexual, sino que fortalece la seguridad y estabilidad, además, agudiza el instinto. Está relacionado con el elemento de la tierra. La palabra *mula* significa raíz y *adhara* significa soporte, de manera que este chakra es el que nos da ese sentimiento de tener los pies en la tierra y estar tranquilos con lo que tenemos. Si ves que buscas constantemente que los demás te confirmen lo que tú ya sabes de ti mismo, o si buscas apoyo de cosas como, por ejemplo, el dinero, posición social, o posesiones para sentirte seguro de ti mismo, éste es el chakra que debes abordar. Este chakra también agudizará tu sentido del olfato. El color rojo estimulará este chakra, o puedes cantar el sonido LAM para llamar esta energía.

Swadisthana

En sánscrito, *Swadisthana* significa el lugar de origen, y está localizado en el centro del abdomen, en el plexo prostático. Este chakra es el que promueve la energía sexual y social. El color que lo estimula es el naranja. Sin embargo, esta energía puede tener connotaciones negativas, tales como los celos, o el entusiasmo excesivo por el lado sexual de la relación. El sonido que puedes cantar para estimular este chakra es el VAM, además, ayuda a mantener esta energía positiva, y enderezar emociones sexuales que están torcidas.

El elemento de este chakra es el agua, y es la fuente de mucha energía creativa. Además, está vinculado con el sentido del gusto.

Manipuru

Éste está localizado en el plexo solar. El *manipuru,* que significa joya brillante del poder interior, es la fuente del fuego en la panza que nos impulsa hacia cosas maravillosas. Está relacionado con el elemento del fuego, y de acuerdo con la antigua sabiduría china, es el centro del poder físico y la fuente del *chi*, que significa la fuerza de la vida. Al abordar este chakra, le echamos carbón al fuego más profundo de nuestro poder. Ni siquiera la medicina convencional puede encontrar la lógica del manipuru: respirar profundamente, llevando el oxígeno hasta el plexo solar, alimenta los órganos del abdomen, los cuales son esenciales para la buena salud. Respira muy profundamente y siente cómo responde la parte inferior de tu cuerpo.

El color para este chakra es el amarillo, y su efecto es antidepresivo, pero sin hacerte mal como lo hace una pastilla. Eleva tu seguridad interior, pero no mediante el ego, el cual se siente halagado sólo por medio de agentes externos. Si el amarillo convencional no es tu color, puedes utilizar uno más oscuro, ocre, o dorado, ya que éstos también funcionan. Aunque sea un color que casi nunca llevamos en nuestros atuendos, ¿a quién no le llama la atención un budín?, o ¿quién no se siente un tanto animado por el brillo de una lámpara? ¿Puede ser que éste se encuentre como base de nuestra famosa falta de autoestima occidental?

El sonido de este chakra es el RAM, un sonido fuerte para un chakra muy poderoso.

Anahata

Éste es el chakra que trae armonía a tus emociones y a tu vida. Está localizado cerca del corazón, en el plexo pulmonar. Al enfocarte en este centro, puedes sentir amor por todo lo que vive sobre esta tierra. Esto no sólo te hará sentir bien, sino que le dará un gran impulso a tu salud. Piensa por un instante en cómo el amor hace que la gente camine con más vitalidad, a diferencia del peso que provoca el odio.

El verde es para la armonía anahata, también de acuerdo con practicantes de colorterapia y Feng Shui, ya que promueve la paz. El verde promueve serenidad, y es perfecto para días llenos de actividad, o muy cargados. Sin embargo, es un color muy emocional, de manera que no se recomienda para esas situaciones en las que no quieres mostrar tus sentimientos. Quizá es por esto que en las bodas cristianas, el verde está considerado como un color de mala suerte, hace que mucha gente llore.

Anahata, significa sustentarse, y está relacionado con el elemento aire. La meditación sobre este chakra incluye el concentrarse en el aire que sustenta la vida, y todo lo que la vida sustenta. El oxígeno nos mantiene vivos, lo convertimos en dióxido de carbono, el cual mantiene a las plantas vivas, y éstas, lo convierten nuevamente en oxígeno. El aire es un ciclo infinito de vida. El mantra para este chakra es YAM.

Vissudha

Éste está localizado en el plexo faríngeo, cerca de la garganta. Estimula la firmeza y el equilibrio, y es esencial para mantener los pies en la tierra. Además, es el chakra de la concentración y la lógica, y estimula el buen estudio. Te ayudará si estás por comenzar una dieta, un examen, o estás evaluando el comienzo de una relación, o para emprender un nuevo comienzo en tu vida.

Para llamar la energía de Vissudha debes usar el azul, el cual también te ayuda a deshacerte de rencores y motivos de discusión, que son las cosas que bloquean el pensamiento claro. Además, es fabuloso para quitar de tu mente conceptos complicados. Su sonido es HAM.

Anja

La cabeza, naturalmente, está relacionada con la mente, pero también con el espíritu. Aquí, las energías no están dirigidas solamente a las necesidades y problemas terrenales, también están dirigidas hacia el logro de la unidad, y la realidad espiritual.

El anja es el tercer ojo, que se encuentra entre los dos ojos, en el plexo choroid, tiene control sobre todos los pensamientos, ya sea los que salen o los que entran. Su elemento es la mente, y en la filosofía del yoga se considera que es el ojo vertical de la sabiduría, que no es lo mismo que la sabiduría convencional horizontal. Como tal, está relacionado con el ser divino. Nuestros pensamientos más profundos, no sólo los de este mundo aparente, provienen de aquí. Para estimular tu intuición e intelecto, usa o visualiza el color índigo, o canta el mantra OM (que se pronuncia ah oh mm) en un tono más corto y bajo que el que utilizarás en el próximo chakra.

El anja está conectado con la glándula pituitaria, y su energía se puede canalizar hacia las reacciones mentales y corporales, y para asegurarte que los mensajes que reciba tu cerebro, no sean engañosos.

Sahasraha

Esto significa mil pétalos, y se visualiza como un loto con mil pétalos que brota de tu cabeza. En los textos del yoga está simbolizado con mil rayos de luz, que crean un efecto similar a la aurora del simbolismo cristiano. Está localizado en la parte más alta del cuerpo, y está relacionado con lo más puro y lo más espiritual del hombre. Su color es el blanco, el color de los ángeles y la luz. Al meditar sobre este centro, se produce esa sensación tan valiosa de unidad con el universo. Es el lazo entre el individuo y el ser universal, y su mantra es el sonido más largo y agudo del OM.

¡Advertencia!

Los colores que describimos anteriormente no deben verse como colores de la suerte; tampoco debes seguir su sugerencia religiosamente, por ejemplo, ¡un vestido naranja no te convertirá en una coqueta! No te encierres en supersticiones neuróticas como usaré azul para el examen, ya que no debes basarte en esto para realizar tus acciones. Tú buscarás estos colores sin pensarlo, con seguridad, ya lo haces hasta cierto grado. Si eres supersticioso, te puedes ayudar visualizando los colores en vez de usarlos. En un día muy ocupado, visualiza un campo verde, o si no puedes concentrarte con los números, piensa en un bote del color del cielo.

Kundalini

Kundalini significa la serpiente enroscada. Ésta se dice que descansa en la base de la espina dorsal, donde está el chakra muladhara. Con meditación intensa, se puede despertar esta serpiente. A veces se la describe como un cable con electricidad, causando que ésta suba a través de los chakras, provocando que muchos poderes físicos se liberen al alcanzar al loto de mil pétalos del chakra de sahasraha. Esta práctica no es para los principiantes. Los yoguis expertos aconsejan que busques a alguien que conozca bien el arte de kundalini, en vez de que trates de hacerlo solo.

Capítulo **8**

LA MEDITACIÓN

La práctica de las *asanas* y la respiración te harán sentir más positivo, no solamente durante los ejercicios, sino todo el día. Te darás cuenta de que estás menos propenso a cambios bruscos en tu estado de ánimo. A medida que incrementes y desarrolles tu fuerza interna, te darás cuenta de que ya no estás a merced de las fuerzas externas. Hasta cierto punto, has desarrollado la capacidad de llevar el control. Esto puede ir tan lejos como tú quieras. Algunas veces, puede ser que quieras llevar esto más lejos, mediante la práctica del yoga Raja, el rey de todos los yogas. El yoga Raja ayuda a mantener las ondas del pensamiento, permitiendo que te conozcas verdaderamente.

El conocerte a través del yoga no es lo mismo que conocer tus hábitos, gustos y lo que no te gusta. De hecho, el tener ideas fijas respecto a ti puede ocultar tu verdadera forma de ser ya que te cierras a las experiencias, o te dices, de antemano, cómo vas a reaccionar. Si crees que eres una persona impaciente, que necesita resultados rápidos, te sentirás frustrado por los resultados lentos del yoga, y quizá lo abandones sin darte una oportunidad. Pero, si en vez de eso, tratas de cambiar esta forma de pensar respecto a ti, y te dices que eres muy paciente, en realidad terminarás teniendo mucha paciencia. Recuerda esto cuando practiques tus *asanas*. Si crees que eres poco flexible, los ejercicios serán difíciles. Pero, si te dices que dentro de ti existe una persona muy ágil que con los ejercicios saldrá a relucir, sentirás una gran diferencia. Es importante que practiques el yoga con una mente abierta, y que te despojes de sentimientos de orgullo y deseo. A esto se le llama trascender al ego. Aunque parezca que esto es una abnegación terrible, no es así, sino todo lo contrario, te hará sentir muy libre.

Si todavía te resistes a la idea de encontrarte a ti mismo, quizá porque pienses que te conoces bien, agradécete, y luego piensa en todas las veces que pensaste que estabas actuando fuera de tu papel. Podría ser una ocasión en la que tomaste más de lo normal, dijiste lo que no querías decir, o tuviste días de mal humor. Hacemos esto cuando no estamos conectados con nosotros mismos, debido a la tensión y al constante bombardeo de presiones externas de las cuales no nos dejan tiempo o libertad para observarnos. En realidad, hay muy poca gente que puede decir que actúa de la misma forma con toda la gente y en todos los entornos. Muchas veces, apoyan opiniones en las cuales no creen, y actúan en contra de sus instintos. Cuando esto sucede, por lo general, sentimos que no tenemos integridad. El impulso por actuar de esta forma, con frecuencia, proviene de la falta de seguridad en nosotros mismos, y porque no nos conocemos lo suficiente.

Ahora, piensa qué felices nos sentimos cuando estamos enamorados. Esto no debe confundirse con los altos y bajos del comienzo, sino con el estado relajado que surge después de un tiempo. Cuando estamos enamorados, sentimos que encontramos nuestro destino y que todo se encuentra en su lugar. La vida cotidiana nos alborota muy poco, y los eventos externos no nos perturban. Sentimos que podemos lidiar con todos los problemas, desde pagar unas cuentas extraordinarias de teléfono, hasta aguantar una gripe de dos semanas. De hecho, el amor nos hace más inmune a las enfermedades, nos limpia la piel, y nos enciende la mirada. Aunque estemos desentendidos de muchos aspectos, nuestros sentidos están muy sensibles, y por esto, percibimos los sonidos y los colores con más fuerza, sintiendo que vemos en realidad el mundo que nos rodea. Nos sentimos vivos, y en el centro de nuestro ser. Al descubrirte a ti mismo, tendrás sentimientos similares de conciencia y unidad.

Mucha gente tiene miedo de descubrir su verdadero ser, y lo ven como una terapia terrible, donde están obligados a confrontar aspectos de su naturaleza con los cuales no se sienten cómodos. Esto no es verdad. El yoga Raja no es una terapia de psicoanálisis. Sino que te hace entrar en la esencia de tu ser, el lugar de donde saliste. En realidad, esta realización de tu ser interior puede darte un gran apoyo si estás lidiando con problemas personales, y te da una salida temporal.

Aun cuando no tengamos problemas graves, y tenemos suficiente seguridad como para ser nosotros mismos, vivimos en un mundo complicado, y nos bombardean todos los días con mensajes que nos dicen cómo debemos vivir, y qué debemos pensar. Sobre todo las mujeres, debido a demandas contradictorias, se sienten tironeadas por todos lados. Deben ser femeninas, pero independientes, buenas madres y al mismo tiempo, buenas trabajadoras. Muchas veces sentimos que necesitamos un resguardo, un talismán, un lugar, o una persona a la cual acudir cuando sentimos que necesitamos ayuda para arreglar las cosas. En los tiempos antiguos, existían las mujeres o los hombres sabios, los cuales podían ser consultados cuando uno tenía problemas o se encontraba confundido. ¡Nuestro equivalente hoy es la tía! Cuando llegamos a conocernos, nos convertimos en nuestro propio consejero y resguardo, la persona en la que podemos confiar.

Piensa que nuestra mente es un lago, y las vibraciones u ondas, son las pequeñas olas. Cada pensamiento desviado causa una ola, haciendo que sea más difícil mirar hacia adentro del agua a tu verdadero ser. El objetivo es detener la mente hasta que sea como una superficie lisa y reflejante, como la de un lago. La meditación es la forma que tiene el yoga para alcanzar esta quietud. Existen tres etapas, *Pratyahara*, *Dharana*, y *Dhyana*, que deben completarse antes de alcanzar la realización personal. Aunque depende de cada persona qué tan lejos quiera llegar.

Retirarse de los sentidos (*pratyahara*)

La quinta extremidad del yoga es *pratyahara*, que significa juntarse hacia adentro. Esto incluye retirarse de los sentidos, o, para ponerlo en términos más sencillos, liberar la mente del dominio de los sentidos. Esto no significa que vamos a adormecer nuestros sentidos como el sabor, la vista, el oído, el tacto, y olfato, de manera que estén bloqueados y no podamos disfrutar del mundo que nos rodea. Significa el poder controlar las reacciones de nuestros sentidos a impresiones externas. Puedes ver de inmediato el valor de esto cuando piensas en las impresiones que reciben nuestros sentidos cuando tenemos un dolor de cabeza. Si pudiéramos distanciarnos de esa sensación sería maravilloso. Sin embargo, esto también tiene valor si se relaciona con las impresiones diarias que reciben nuestros sentidos, ya que nos permite enfocar nuestra mente, y analizar mejor su funcionamiento.

De hecho, nosotros controlamos nuestros sentidos todo el tiempo, sin darnos cuenta. Con frecuencia, los velocistas describen un túnel blanco que parecen atravesar cuando todo lo que tienen en la mente es ganar la carrera. Los sonidos de la multitud, hasta la presencia de los otros corredores, desaparecen para que se puedan concentrar. En un ejemplo más mundano, imagina que estás leyendo una novela muy interesante, y de repente, te das cuenta que la luz del día ya se fue, y has sentido frío por un rato sin haberte dado cuenta.

Los órganos de nuestros sentidos no son infalibles, y se los puede engañar con facilidad. Un hipnotista, por ejemplo, puede convencer a una persona para que se coma una cebolla y que la disfrute como si fuera una deliciosa manzana. Mientras esto se hace como forma de entretenimiento, los hipnotistas pueden ayudarte a alcanzar metas positivas. Por ejemplo, te pueden ayudar a dejar de fumar. En este caso, el hipnotista persuade al sentido del paciente a que rechace el olor y sabor de este hábito que disfrutaban. Además, lo convence de que el cigarrillo no es necesario como muletilla emocional. Sin embargo, los efectos de la hipnosis no duran mucho tiempo, ya que es otra persona la que implanta esta voluntad en tu mente. Si creas una idea desde tu interior, es mucho más fuerte, porque tú tienes el control, y eres el que decide hacerlo.

Las curaciones mediante la fe, funcionan similarmente, y son más poderosas porque provocan que la persona se sane para tomar el control. El sanador no tiene ningún toque mágico, pero al convencer a las personas que sí lo tiene, sus mentes creen que sus cuerpos sanaron, y responden de manera diferente a las impresiones que reciben los sentidos, no agobiándose tanto por ellos. El resultado, con frecuencia, es una milagrosa reducción del dolor.

Para controlar nuestros sentidos con el yoga, no necesitamos ninguna intervención externa, pero requiere de mucha práctica.

El *Bhagavad Gita* recomienda la práctica de la observación de las impresiones de tus sentidos de manera casi científica, casi como si no te pertenecieran. El poeta escocés, Iain Crichton Smith, cuando sufrió de una enfermedad que duró mucho tiempo, temía no poder volver a escuchar la voz interna de su mente. La voz interna a la que él se refería era esa parte muy profunda de sí mismo, que podía distanciarse de sus sentidos y emociones para poder observarlas, y así, capturar su esencia en la poesía. Su enfermedad obstruía su forma de hacer esto, ya que saturaba sus sentidos de impresiones miserables.

Un ejercicio que puede ayudarte a escuchar a tu ser interior es sentarte silenciosamente y ahondar en el simple hecho de estar sentado. Cierra los ojos, y manténte alerta a todos los sonidos y olores, el ruido distante del tráfico, el sonido de una máquina para cortar pasto, y el aroma que entra por la ventana. Ahora, imagínate escuchando y oliendo todo esto, piensa cómo los sonidos no son parte de ti, pero son hilos de información que tu oído le transmite a tu cerebro. Piensa en tu ser interno, que recibe esta información, y en vez de interpretar el mensaje, y decidir si te gustan o no, o permitir que tu mente divague por recuerdos que fueron incitados por estos sonidos, sólo permanece dentro de tu ser interior.

Intenta realizar este ejercicio la próxima vez que tengas un dolor de cabeza. Piensa en el dolor, y qué parte de tu cabeza le está mandando el mensaje a tu cerebro. De nuevo, piensa que es un hilo de información, como la frecuencia de una radio, que recibe tu ser interior. Permanece en tu ser interior, y verás que el dolor desaparecerá de la parte frontal de tu conciencia.

Con la práctica, comenzarás a introducirte en los espacios vacíos que hay entre los pensamientos, esos momentos de tranquilidad que muy pocas veces podemos gozar. Esto es *pratyahara,* el primer paso para meterse dentro de uno mismo, y el primer paso para la realización personal, que se llama *samadhi.*

La concentración (*dharana*) y la contemplación (*dhyana*)

La sexta extremidad del yoga es la concentración; el arte de enfocarse en una idea u objeto en especial. Esto suena sencillo, pero en realidad, pocas veces lo podemos lograr. Piensa en cuántas veces olvidaste lo que ibas a decir, o te confundiste con tus propias palabras. Esto sucede porque la mente tiende a ir de un pensamiento a otro, especialmente cuando nos convertimos en adultos, ya que tenemos muchas más cosas en que pensar. A los niños, por hacer una comparación, se los ve con frecuencia muy concentrados en un proyecto, como en una pintura, o simplemente, mirando por la ventana las figuras de las nubes. Los adultos, no se involucran mucho en los proyectos, en caso de que haya algo más importante en que pensar. Las mujeres, especialmente, están más propensas a esto, en especial, si tienen niños pequeños, ya que desarrollan un sexto sentido adicional que siempre está alerta por si el niño la precisa. La desventaja de toda esta actividad mental, es que es un poco frustrante no poderse concentrar, y por esto, estresante, poniendo en peligro nuestro éxito en la vida.

Cuando hablamos de gente exitosa, nos referimos a ellos como gente concentrada y enfocada, sabiendo lo que quieren. Muchas veces, esto carga con la connotación negativa de que la persona es demasiado ambiciosa, sin escrúpulos, y que no tienen suficiente tiempo para otra cosa que no sea su triunfo personal. La gente que sabe lo que quiere, y se enfoca a eso para conseguirlo, de acuerdo con la percepción popular, se quedan en la oficina hasta muy tarde, se llevan trabajo a la casa, e ignoran a sus familias. Pero, de hecho, el estar enfocado en algo, no necesariamente es negativo. Los deportistas, actores y artistas todos necesitan concentrarse para poder alcanzar lo que quieren. Un pintor distraído nunca podría terminar sus cuadros, y un deportista distraído no podría ganar ninguna carrera. La concentración es la clave para el triunfo físico y mental.

Además, es la clave para la revelación. Los místicos han dicho haber visto visiones maravillosas mediante rezos o meditaciones intensas. Santa Teresa de Ávila, la fundadora de la orden de las Carmelitas, se dio cuenta de que los rezos constantes la unían al creador. Hasta estos días, las Carmelitas dedican la mayoría de su tiempo al rezo, con frecuencia con un propósito, como rezar por las víctimas de la guerra, creyendo así que su meditación generará energía espiritual que ayudará a aliviar los problemas de la humanidad. A nivel secular, se cree que los grandes pensadores e inventores de las épocas pasadas llegaron a sus descubrimientos mediante la meditación sobre un solo objeto o idea, proyectando todo el poder de la mente hacia esa dirección. Se dice con frecuencia que la parte más difícil de inventar algo, es ver qué se va a inventar. Piensa cómo James Watt llegó a descubrir el poder del vapor. Al ver el vapor que salía de una tetera se dio cuenta de que ahí había una fuente de energía que podía explotarse para el beneficio de la humanidad. Si hubiera estado mirándola, pero pensando en qué iba a cenar, o en si iba a llover mañana, la época del vapor se hubiera tardado más en llegar.

La concentración, además, puede llevarte a la satisfacción laboral, ya que nos hace más productivos, y por ende, nos permite pasar más tiempo lejos del trabajo. Por otro lado, nos permite poner atención, y darle prioridad a los diferentes segmentos de nuestra vida. Mucha gente con demasiado trabajo, o carreras muy ocupadas, se dan cuenta de que pasan mucho tiempo libre preocupándose por el trabajo. Esto no es muy bueno, ya que no le prestan la debida atención a la familia y a otros asuntos que la necesitan. *Dharana* nos ayuda a enchufar nuevamente los pensamientos en cada área de nuestras vidas. Esto se llama *samprajanya*, que significa, estar consciente de todo.

Cómo practicar dharana y dhyana

Para practicar *dharana*, asegúrate de que estás sentado cómodamente, podría ser en la posición del rayo o medio loto.

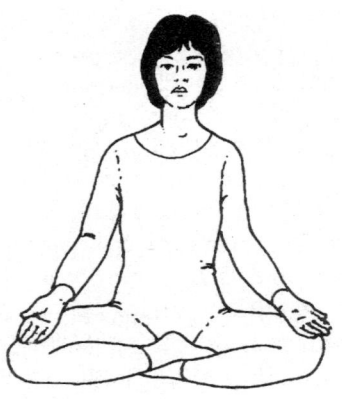

El medio loto

Si no estás cómodo, tu mente se va a distraer constantemente por señales negativas, y el ejercicio no tendría sentido. Toma algunos minutos para relajarte, respirando profundamente desde el diafragma. Si te concentras en la respiración, será más fácil limpiar tu mente. Ahora encuentra un objeto pequeño, en el cual te puedas concentrar. Una montaña o pintura gigantes hará que tus ojos se muevan para todos lados. Elige algo como una piedra bonita, una flor, o una fotografía pequeña, algo que te guste y te haga sentir positivo. Puedes escoger algunos objetos especialmente para este ejercicio, tales como un pedazo de vidrio gastado que encontraste en la playa, o una escultura pequeña que te regaló un niño. No es necesario que el objeto tenga un significado religioso o talismánico, es simplemente una herramienta para ayudar a concentrarte.

Un buen ejercicio de principiante es agarrar el objeto que elegiste, digamos una piedra, e imagina cómo la pintarías. Examina los colores, la forma de la piedra, y cómo varía la textura de suave a áspero. Ahora, cierra los ojos y pasa tus dedos por la piedra. Siente la textura. Llévala cerca de tu nariz y huélela. Piensa en cómo se desarrolló, cómo la llevaron las olas a la playa, y cómo la formaron con el tiempo. Piensa en que estaba dentro del mar. Mientras haces este ejercicio, podrás apreciar la esencia de la piedra misma, y resumirla en un solo pensamiento. La piedra se convertirá en una fusión de sus colores, texturas, olor e historia. Aprender a enfocarte en la esencia de un objeto, o idea, se llama *Dhyana*, que significa contemplación.

Una buena forma de desarrollar tu capacidad de contemplar a lo largo del día, es hacer un poco de vida Zen. Sírvete un vaso de agua, deja que el agua corra hasta que esté muy fría, y escucha el sonido del agua mientras llenas el vaso, siente su frescura mientras das tragos usando tu mano. Mientras bebes, piensa en cómo se siente en tu boca, la sensación refrescante mientras la tragas. Piensa cómo esta sustancia pura purificará tu sistema, ayudando a tus riñones a deshacerse de las toxinas y manteniendo tu cuerpo hidratado. Cuando hayas terminado, tu mente se sentirá tan fresca como tu cuerpo.

Más adelante, podrás enfocarte en el punto central del objeto. Para hacer esto, localiza el punto central de un objeto, y enfoca la vista en lugar de mirar hacia varios lados. Imagina que tu mirada son dos líneas que se juntan en este punto, y mantenlo fijo. Relaja los músculos faciales y los hombros; esforzar la mirada sólo te tensará. No te sientas frustrado por el hecho de que, inevitablemente, tus primeros intentos serán interrumpidos por tus pensamientos. No te desalientes ni te sientas sorprendido, si tu mente comienza a pensar en los gastos del mes, o hace una lista de las cosas que debes hacer durante el fin de semana. Simplemente date cuenta, y regresa tu mente al enfoque. No te detengas para analizar estos pensamientos, y ver de dónde vinieron, simplemente, quítalos de tu mente. Mucha gente piensa que los gestos físicos, como espantar las moscas con la mano, pueden ayudar.

Poco a poco, podrás, deshacerte más rápido de los pensamientos que te desvían del ejercicio, y tu mente comenzará a concentrarse mejor. Al principio deberás esforzarte, pero luego lo podrás hacer sin esfuerzo.

Visualización

Practicar *dharana* con los ojos cerrados te ayuda a controlar los sentidos, y por ende, ayuda a que te enfoques más fácilmente. La mayoría de nosotros puede visualizar fácilmente, y con sólo cerrar los ojos, vemos imágenes con los de nuestra mente, si queremos hacerlo. Lo hacemos cuando soñamos despiertos, y también mientras dormimos.

Mejorar tu capacidad para visualizar no sólo incrementará tu habilidad para meditar, sino que también mejorará tu vida, capacitándote para guardar imágenes que te hacen feliz o que te inspiran.

Meditar con una vela

Este ejercicio te ayudará a mejorar tu capacidad para visualizar. Es bastante popular el seleccionar una vela encendida como herramienta de meditación. Para mucha gente simboliza esperanza, fe y paz. Coloca la vela encendida a treinta centímetros de ti, sobre el piso. Mira fijamente la flama, y estudia su movimiento. Mira la forma y el color de la vela en sí, y nota cómo la cera comienza a derretirse y gotea. Cuando sientas que tus pensamientos están completamente absorbidos por la vela, y que su imagen llena tu mente, cierra los ojos. Continúa viendo la vela, no como una imagen congelada, sino en vivo, viendo su movimiento. Cuando la imagen comience a borrarse o se confunda, abre los ojos para refrescar tu memoria visual, y luego, vuélvelos a cerrar. Con práctica y paciencia, pronto no necesitarás una vela. Tu mente podrá llamar su imagen sin que necesites verla.

Cuando estés haciendo un ejercicio de visualización, trata de enfocarte en el espacio entre tus cejas. Aquí es donde se encuentra el chakra anja, el tercer ojo, que es el centro del intelecto y actividad intuitiva. Si aprendes a enfocarte en este lugar, podrás estimular este centro de energía, y así, superar tu estado mental cada día, llegando a la realización personal.

Una jornada de visualización

Esto requiere que te acuestes sobre tu espalda, es la posición del cuerpo muerto. No debes sentir ni frío ni calor, y debes estar cómodo, ya que esto va a tomar un rato. Respira algunas veces, y deja que tu cuerpo esté apoyado con todo su peso en el piso. Mientras exhalas, deja que todos los malos pensamientos salgan con el aire. Cierra los ojos, y mira a través de tu tercer ojo. Piensa que estás parado sobre una playa. El mar está frente a ti, y estás mirando hacia el horizonte. Es una limpia mañana de verano, y el cielo está azul. Puedes sentir el calor del sol sobre tu cara, y la suavidad de la arena bajo tus pies descalzos. Escucha el sonido de las olas que se rompen en la playa, y las gaviotas volando sobre el agua. Estás solo, y estás en paz. Da un paso hacia el agua, hacia donde puedas sentir la humedad de la arena. Siente cómo las olas jalan levemente la arena bajo tus pies. Párate aquí por un minuto, y respira el aroma del mar. Ahora, voltéate hacia la derecha, y ve cómo la playa forma una bahía. Ahí el agua no es profunda, y puedes ver las formas que toma la arena debajo del agua. Camina hacia la bahía, y métete al agua hasta que llegue a tus pantorrillas. Siente la frescura del agua en tu piel, y cómo la arena se mueve bajo tus pies, enturbiando el agua donde tú estás parado. Regresa a la playa, siente la arena pegada a tus pies y piernas, y cómo el calor del sol seca tu piel. Voltéate para ver hacia las dunas de arena. Ahora, monta una. Es empinada, y tus pies se hunden en la arena caliente. Agárrate de unos pastos altos para ayudarte a subir, y siente cómo tus músculos trabajan para subirte.

Cuando llegas a la cima, estás un poco fatigado, entonces, detente y mira el paisaje frente a ti. Sólo puedes ver campos verdes que se convierten en pequeños montes hacia el final. A tu derecha, puedes ver un grupo de árboles ancianos y tupidos. El pasto bajo tus pies es muy suave, y a lo lejos puedes ver una gran variedad de flores silvestres. Puedes sentir la brisa que acaricia tu cara, y ves cómo las hojas del pasto se voltean con el viento. Escuchas el sonido de las hojas de los árboles. A la distancia, un pájaro planea sobre el campo, y desaparece en el horizonte. Inhala la fragancia de los árboles y el pasto, y el olor de la tierra calentándose bajo el sol. Ahora, voltea a la derecha y camina hacia los árboles. Siente la frescura bajo su sombra mientras caminas bajo sus ramas, y cómo los rayos del sol se cuelan entre sus hojas y acarician tu piel. De repente, aparece el pequeño pájaro. Siéntate en la base del árbol, apóyate en el tronco, y siente su aspereza en tu espalda. Cierra los ojos, y escucha el sonido que te rodea. Relájate, y quédate ahí por unos minutos. Cuando estés listo, deja que tu mente se acostumbre al lugar en donde verdaderamente estás. Siente el piso bajo tu cuerpo, piensa en dónde se encuentran las paredes y el techo en relación con tu cuerpo, y abre los ojos gradualmente.

Puede ser que quieras hacerle cambios a este viaje, quizá quieras que sea como un paisaje que ya conoces, o crear uno propio. Quizá prefieras montañas a la distancia, o comenzar cerca de un río. Lo importante es que te relajes y no te preocupes por detalles. No es necesario que veas cada hoja de pasto, ni cada rama de árbol, sólo siente la esencia del lugar, y desarrolla una conciencia sobre la posición de las cosas con respecto a ti. Puede ser útil que grabes el viaje en un cassette, y que dejes que tu voz te guíe por él más tarde.

Visualización y el cuerpo

La visualización se puede utilizar para estimular al cuerpo por fuera y por dentro. La medicina moderna cada día está más de acuerdo con el viejo dicho "la mente sobre la materia". La concentración intensa sobre una parte del cuerpo, puede estimular una respuesta física, como lo mencionamos anteriormente (hipnosis, diciéndole a tu mente cómo responder a una impresión sensorial). Sin embargo, si eres capaz de decirle a tu mente cómo responder sin ayuda externa, el efecto será mayor. Puedes demostrarlo haciendo la prueba del limón. Piensa en su superficie cerosa, y siéntelo en tus manos. Ahora, toma un cuchillo filoso y corta la fruta. Siente el aroma del limón mientras te cortas una rebanada. Ahora, lo llevas hacia tu boca, y el aroma se vuelve más fuerte. Muerde la fruta, y siente el jugo en tu lengua. Date cuenta de lo que está haciendo tu boca en realidad. Sí, está segregando saliva en respuesta a la idea del limón ácido.

Ahora, trata de concentrarte en tu cuero cabelludo, una parte del cuerpo que no tocamos demasiado. A medida que te concentres intencionalmente en esa área, sentirás una leve sensación de ardor en las puntas de los nervios. Esta habilidad de estar en una parte de tu cuerpo se utiliza en la meditación sobre los chakras, y puede producir resultados asombrosos.

Nidra

Nidra es el nombre de un ejercicio de meditación en el que te enfocas en una parte del cuerpo a la vez para inducir un estado de relajación profundo, similar a la sensación que tienes antes de dormirte. Es un ejercicio fabuloso para que lo practiques al final, o en medio de un día complicado, ya que te hará sentir renovado, como si hubieras dormido toda una noche. Comienza por acostarte boca arriba, en la posición de cuerpo muerto. Debes estar cómodo y no sentir ni frío ni calor. Cierra los ojos, y respira regularmente, escuchando tu respiración. No necesitas respirar profundamente. Sólo relájate. Puede ayudar el que imagines que has entrado a una zona donde el tiempo no existe. Dite a ti mismo que cuando salgas de este ejercicio, será la misma hora que cuando lo comenzaste. Por supuesto que no es verdad, pero el pensamiento es agradable cuando sabes que has estado a merced del reloj todo el día.

Cuando estés listo, comienza con tu cuero cabelludo. Concéntrate hasta que comience a picarte o arderte un poco, luego, lentamente, baja hasta la frente. No flexiones y relajes como hiciste en la posición del cuerpo muerto, sólo concéntrate en cada área a su debido tiempo. Te sorprenderás al ver la reacción de tu cuerpo, casi como si un rayo caliente cruzara a través de él. Continúa respirando pareja y suavemente, y muévete hacia la cara. No pienses en lo que cada parte de tu cuerpo significa para ti, o cómo se ve, sólo siéntela como si estuvieras ocupando el espacio dentro de ella. Baja hasta los hombros, y concéntrate en la parte superior de los brazos, cada codo y mano en su momento. Trata de mantener tu mente concentrada, sin otros pensamientos, ya que si no lo haces, sentirás ganas de dormir. El acto de concentrarte en cada parte por separado, te mantendrá alerta, y experimentarás la deliciosa sensación de estar totalmente relajado, pero despierto como para disfrutarlo.

Cuando hayas terminado, date un momento para salir, y no hagas algo con mucha urgencia o rápido terminando este ejercicio. Date tiempo para volver a acostumbrarte al mundo.

El arte del ruido

Los sonidos tienen un efecto profundo sobre nosotros. Pueden estimular emociones profundas, y respuestas físicas. Algunos sonidos nos traen recuerdos, el tarareo de un himno nos puede llevar a los días de escuela, mientras que el sonido de las llaves que chocan entre sí puede hacer que alguien se sienta seguro y tranquilo. Sin embargo, no todo tiene que ver con la memoria. La música puede hacernos llorar de la emoción, o puede hacer que nuestros corazones vuelen a su compás. El sonido de las olas rompiéndose en la playa nos hace sentir paz, mientras el trueno de un relámpago nos hace sentir alerta, quizá hasta nerviosos. Nuestro recuerdo de los sonidos, es mejor de lo que creemos. Podemos aprender a reconocer a alguien mediante el sonido de sus pasos, y saber instintivamente cuándo un sonido está fuera de lugar, tales como un ruido extraño sobre el piso flojo de madera, o una nota desafinada.

Para las personas que encuentran difícil visualizar, el concentrarse en un sonido puede ser muy útil. En algunos casos, éste último es sólo un caso de no poder concentrarse por completo, y mejorará con la práctica. Sin embargo, para otros continuará siendo difícil, porque la persona tiene mejor desarrollada el aura auditiva que la visual. Una buena forma para determinar esto, es imaginar una pelota de tenis. Obsérvala concentrándote en su textura áspera, su color y su forma. Concéntrate hasta que esa imagen ocupe toda tu mente. Ahora, imagina que lanzas la pelota hacia la pared, y que rebota y cae al piso. ¿Puedes oírla? Si sientes que es más fácil y absorbente oírla, quizá sea mejor que hagas los ejercicios de *dharana* con el sonido, en vez de la visualización.

Hamsa

Hamsa es una palabra en sánscrito que significa pájaro. La meditación Hamsa se hace visualizando un pájaro volando. Respira profundamente un par de veces, y llena tu mente con un cielo azul. Ahora, imagina un pájaro volando por el cielo, ve cómo se mueve y planea a lo ancho de tu campo visual. Respira profundamente, y mientras inhalas, di la palabra *ham*, y mientras exhalas, di, *sa*. Repítelo varias veces, y deja que el pájaro se marche volando. Sigue imaginando el cielo. Continúa el canto por varios minutos. Te darás cuenta de que tu mente está más clara y limpia de pensamientos, y que está penetrada en el cielo azul y en las notas del canto.

Sonidos internos (*Nadas*)

El concentrarse en sonidos internos es otra forma de cerrar las puertas a sonidos y pensamientos externos. Además, desarrolla la conciencia sobre tu cuerpo y su funcionamiento interno. Comienza colocando tus dedos sobre tus oídos, esto te separará de los sonidos externos. Cierra los ojos, y respira relajadamente. A medida que tu mente se detenga, comenzarás a sentir pequeños rugidos y sonidos. De hecho, te sorprenderás por los sonidos que se encuentran dentro de ti. Continúa escuchando con cuidado. Recuerda que debes mantener tu cuerpo relajado, y tu mente concentrada. A medida que aparezcan sonidos suaves, enfoca tu mente hacia ellos. Si tu mente comienza a divagar, regresa a los sonidos más fuertes, y luego, otra vez a los suaves. Finalmente, tu mente se ocupará más de los ruidos suaves y experimentarás una sensación de serenidad. Cuando salgas de este ejercicio, puede ser que te sientas sorprendido por lo silencioso que el mundo exterior parece en comparación.

No te desalientes si las primeras veces que intentas hacer este ejercicio, escuchas sólo los sonidos fuertes. Como todos los ejercicios del yoga, éste requiere práctica y paciencia.

Poderes físicos

Muchos yoguis dicen que la meditación del yoga desata un poder físico llamado *siddhis*. Sin embargo, a los practicantes que ven estos poderes como una forma de sobresalir y elevar su orgullo, los yoguis advierten que el hacer esto puede actuar como una barrera a la trascendencia del ego, necesaria para alcanzar *samadhi*. Por supuesto que la meditación del yoga te ayudará a pensar con más claridad y esto te llevará a ser más perceptivo. El que esto pueda o no hacerte adivinar el número de lotería que saldrá la próxima semana, es otro tema.

Uno de los poderes que mencionan los yoguis es el extrasensorial. Es aquel en el que las personas saben lo que está a punto de suceder, por ejemplo, cuando un momento peligroso está cerca. Las investigaciones modernas le han dado más crédito a este poder, y los investigadores en esta área, han descubierto que el estado profundo de meditación *Pratyahara* produce las ondas suaves de Alpha, que son reconocidas por inducir pensamientos profundos e inspiradores.

En nuestro estado normal, estando despiertos, la actividad de nuestro cerebro se caracteriza por las ondas Beta. Cuando estamos profundamente dormidos, se acomoda en ondas más lentas y suaves, que se llaman Delta. Sin embargo, entre estar dormido y despierto, la actividad de nuestro cerebro se caracteriza por ondas más lentas que Beta, pero mucho más fuertes. Éstas son las ondas Alpha. Por eso, antes de dormirnos, muchas veces tenemos momentos de extrema lucidez, aunque muy pocas veces podemos tomar ventaja de éstos, ya que nuestro cerebro ya está entrando a la actividad Delta. Sin embargo, podemos alcanzar el estado Alpha con un esfuerzo consciente, y mucha gente ha podido desarrollar así, ideas espectaculares. Muchos gurus modernos, con frecuencia, incluyen en sus programas para alcanzar el éxito personal, una guía para llegar a este estado. Sus métodos son muy similares a los que proponían los yoguis hace miles de años.

Realización personal (*samadhi*)

Ya que hayas podido aprender el arte de concentrarte en algo, estarás listo para *samadhi*, la etapa final del yoga raja. A esta etapa también se le llama superconciencia. En ésta, la persona que está meditando siente una unidad con el objeto que está contemplando, y por ende, con el universo mismo. La conciencia de uno mismo se trasciende. Esto no significa que te adormeces y te falta lucidez. De hecho, es todo lo contrario. En este estado de pura existencia sentirás una sensación de paz. Ningún pensamiento consciente ni sensación en tus sentidos interrumpirá este estado. Sin embargo, estás intensamente consciente y mezclado con lo que te rodea. La gente que ha alcanzado *samadhi* lo describe como un estado en el que te llenas de luz. Una imagen similar a los santos envueltos en una aurora de rayos, representando al Espíritu Santo que entra al cuerpo humano.

No debes ver a este estado de superconciencia como un estado que sólo pueden alcanzar las personas muy religiosas, ni como algo que sólo algunos pueden disfrutar. Todas las personas tienen un lado espiritual, ya sea que quieran enfocarlo a la religión o no. Esto no debe interferir con ningún código de creencias, ya sea hinduismo o humanismo.

Podemos decir que *samadhi* es similar a esos momentos en que verdaderamente nos olvidamos de nosotros mismos. Se dice que la música y el arte provocan dicha experiencia trascendental, y casi cualquiera puede citar una pieza de música o pintura que en algún momento de su vida los dejó sin palabras. La música y pintura religiosa tienen en especial la capacidad de elevar a la gente, quizá porque los creadores en sí son muy religiosos, y ven su trabajo como una forma de veneración. El pintor italiano del siglo XIII, Giotto, veía su trabajo como una forma de adoración a Dios, y hasta el día de hoy, sus frescos de Asís, con su calidad serena y simple, pueden inspirar un sentimiento de paz y esperanza espiritual a aquellos que los miran. John Taverner, el compositor que incluyó su música en el funeral de la Princesa Diana de Gales, es un cristiano devoto, y su música se caracteriza por tener una calidad fuera de este mundo, que inspira profundamente a quien la escucha.

Como estos momentos de euforia, el estado de *samadhi* no dura mucho tiempo. Sin embargo, *samadhi* no te deja con las manos vacías. Te deja con el conocimiento de que dicho estado de superconciencia y gozo es posible de alcanzar, y la realización de que no estamos atrapados dentro de nosotros mismos y en los confines de nuestra conciencia cotidiana.

Capítulo **9**

EL YOGA
Y LAS DIETAS

En la última parte del siglo XX, la presión por bajar de peso se ha incrementado, a pesar de que más de dos tercios de la población de la Tierra no tiene suficiente para comer. En realidad, podríamos describir a la sociedad occidental como una sociedad intolerante a la grasa. No sólo nuestros ideales de belleza se concentran en estar delgados, sino que estudios recientes muestran que para las personas que tienen sobrepeso, es más difícil conseguir empleo, sin importar su profesión. La razón de esto, es que el sobrepeso se asocia con la falta de movimiento y falta de control.

La triste realidad es que mucha gente sube de peso debido a esta presión por estar delgado. Las dietas bajas en grasa, bajas en calorías y altas en fibra han demostrado no funcionar a largo plazo. Esto es porque cuando no le damos el combustible necesario al cuerpo, reacciona disminuyendo la velocidad del metabolismo, ya que siente que no tendrá más alimento. Esto afecta al metabolismo mucho tiempo después de terminar la dieta. Por esto, cuando la persona quiere volver a comer con normalidad, recupera el peso perdido. De hecho, mucha gente termina con más sobrepeso que antes, lo que los lleva a hacer otra dieta que disminuye aún más su metabolismo.

Los adolescentes que comienzan con estas dietas, crecen sin regularizar su patrón alimenticio. Esto no sólo puede resultar en una vida de constantes rebotes de peso, sino que también la persona desarrollará una relación difícil con la comida, hasta llegar al punto de que cada vez que coma, le parezca una traición, y la comida se convierta en un "enemigo" que debe combatirse. Puede ser que esto suene exagerado, pero piensa en cuántas veces en un día escuchas a personas que dicen "no puedo comer eso", o "no debo..." o terminan de comer algo delicioso diciendo que no lo volverán a hacer. Esto ha penetrado hasta la cultura popular, con caricaturas como Snoopy y Garfield anunciando mandiles que dicen "la dieta comienza el lunes". Puede ser que para nosotros sea gracioso, pero para mucha gente, el lunes por la mañana se ha convertido, en realidad, en un ritual semanal de buenas intenciones, que termina el martes a la hora de la comida.

La respuesta sencilla es dejar de hacer dietas, hacer ejercicio, y establecer un patrón de alimentación más sana. Por ejemplo, esto suena más fácil de lo que es en realidad, muchas personas temen que si dejan de hacer dieta, no podrán parar de comer y engordarán tremendamente. Algunos no tienen idea de lo que es un patrón alimenticio saludable. Además, el hecho de que casi todos los alimentos están disponibles en versión *light*, hace que la gente piense que puede comer el doble de lo que normalmente come. Se piensa que al venderse este tipo de alimentos en los Estados Unidos, la mitad de la población tiene un sobrepeso excesivo.

Además, hay muchos otros temas. Varios de nosotros, cuando éramos pequeños, veíamos algunos alimentos, tales como dulces, papitas y pasteles, como un tipo de "premio". Por lo tanto cuando somos adultos, nos premiamos con dulces y pasteles, o los comemos como una forma de reconfortarnos. De manera que si estamos deprimidos por haber engordado, puede ser que nos animemos comiendo alimentos altos en calorías. La gente que come de más después de haber pasado mucha hambre, ni siquiera disfruta la comida. Comen para tapar las emociones negativas, hasta para castigarse por ser un "fracaso", según ellos. La raíz de este problema no es que no puedan seguir una dieta, sino que no se valoran, y por ende, tienen una relación difícil con la comida.

Otros factores que pueden afectar el alcanzar un peso saludable, es la irregularidad de la tiroides, que puede causar fluctuación en el peso, las enfermedades, que hacen imposible que la persona pueda hacer ejercicio; y la herencia, ya que las investigaciones demuestran que la gente puede heredar la predisposición a subir de peso.

Nos preguntamos, ¿qué puede hacer el yoga para solucionar este problema? Con seguridad, en el problema de tiroides, la práctica de las *asanas* puede ayudar a los órganos internos, incluyendo a la tiroides para que funcione mejor. En el caso de las enfermedades, las posiciones suaves del yoga harán que la persona se vea más estilizada, y alienta a la misma para hacer más ejercicio ya que se encuentra bien. Además, el yoga reafirma el cuerpo y eleva la autoestima, que aunque no resuelve los problemas relacionados con la comida, puede hacer una gran diferencia en la manera en que la persona se siente respecto a su cuerpo. Si sufres de desórdenes alimenticios, es vital que busques ayuda profesional. Existen varias asociaciones para la ayuda de este problema que se pueden contactar de forma directa, aunque en los casos de anorexia y bulimia, donde el cuerpo está en peligro, es muy importante consultar a un doctor que te derive con un especialista.

En el caso de la herencia, la verdad es que todos tenemos un peso "específico" en el que nuestro cuerpo funciona mejor. Para algunos, esto puede significar que nunca serán tan delgados como desean, porque sus cuerpos no son naturalmente así. Éste puede ser tu caso si te das cuenta de que el mantener tu peso "ideal" es una lucha constante, y por ende, te sientes muy tenso y frustrado. Es posible que este no sea tu peso ideal. La seguridad interior que te hace sentir el yoga, te ayudará a aceptar esto, y te liberarás de la necesidad de igualar una medida de perfección. El hecho es que cuando llegas a un punto fijo, tienes, en términos de peso, la perfección.

Con lo que concierne a los hábitos alimenticios, ya que el yoga te hace consciente de tu cuerpo, cómo funciona y se siente, sentirás la necesidad de cuidarlo, y por ende, escogerás mejor lo que comes. Aprenderás a entender las señales de hambre, y sentirás menos ganas de responder a la señal de gula. En algunos momentos, optarás por recompensarte utilizando formas que sean buenas para tu cuerpo, como por ejemplo, un masaje, o una hora de natación. No te desalientes si tus hábitos alimenticios toman tiempo para cambiar. En vez de sentirte mal por comer demasiado, felicítate por comer bien. La siguiente guía te dará algunas pautas que puedes seguir para comer saludablemente, pero la mejor guía para llevar una dieta es tu cuerpo mismo, así que escucha lo que te dice.

No comer de más

El yoga predica la moderación en todos los ámbitos, y no te obliga a privarte de nada. Después de todo un poco de lo que deseas, no te hará daño. No te sientas mal por haber comido un pedazo de pastel de chocolate a la hora de la comida, o si tendrás una gran cena el próximo fin de semana. Esto no afectará tu salud y peso a largo plazo. Lo único que debes recordar es que no puedes practicar yoga con el estómago lleno, ni tampoco cuando tienes hambre. Si tienes hambre, come un plátano media hora antes de comenzar, esto te dará energía. Otro hábito que debes aprender, es el de dejar de comer antes de que estés totalmente satisfecho. Trata de tomar un vaso de agua antes de comer, y mastica tu comida muchas veces y en forma detenida. No comas mientras estás haciendo otra actividad, aun leyendo, ya que esto te distraerá, y no podrás estar pendiente de cómo se siente tu cuerpo en realidad. La gente distraída tiende a comer de más. Practica la táctica Zen de concentrarte por completo en tu comida, saboreándola, sintiendo su textura, y cómo se siente tu cuerpo. Esto te hará comer más lentamente. Y cuanto más lento comas, más rápido te darás cuenta de que estás satisfecho, ya que las señales que le dicen a tu cerebro que estás satisfecho, no llegan de inmediato. Por esto, cuando comemos demasiado rápido, de repente nos sentimos muy llenos. Por otra parte, trata de evitar tomar alcohol antes de comer, ya que esto nos estimula una falsa sensación de apetito, y por ende, terminamos comiendo más de lo necesario.

Las gunas

El yoga divide a la comida en tres categorías llamadas *gunas*. Éstas son las comidas *sattvic*, que son las naturales y puras, como la fruta, verduras, granos integrales y la leche; las *rajasic*, que son las comidas estimulantes, tales como las que tienen cafeína y una cantidad elevada de azúcar y sal. Y por último, las comidas *tamasic*, que son las comidas muy maduras y fermentadas, tales como el alcohol. Lo ideal es que comamos más comidas *sattvic*, aunque no debes pensar que tienes que cambiar toda tu forma de comer de repente. Lo que puedes hacer, es substituir cada segunda taza de café por un vaso de jugo de frutas frescas, y una hamburguesa por una ensalada de atún. Deja que los cambios sucedan gradualmente, y estos hábitos se convertirán en tuyos. Recuerda que este plan alimenticio es para toda la vida, y no sólo para diez días.

La palabra *sattva* significa armonía, y comer alimentos *sattvic*, ayudará a tu cuerpo a alcanzar el equilibrio. En estos días, las comidas *sattvic* son más difíciles de encontrar, especialmente, porque llevamos vidas muy ocupadas, y no tenemos tiempo para hacer las compras y cocinar. Trata de comer menos alimentos procesados, ya que éstos, por lo general, están empacados con aditivos, y tienen menos nutrientes y vitaminas, y más calorías y sal que las comidas frescas. Lee las etiquetas, y selecciona los alimentos que no están llenos de números E. Trata de no comer pan blanco y otros alimentos refinados, ya que tienen menos nutrientes, y dan más trabajo para digerir que los integrales. Esto nos hace sentir cansados, con la necesidad de comer más para recuperar energía.

La sal
Debes cuidar la cantidad de sal que ingieres. Si comes demasiada sal, tu presión arterial puede elevarse, y puedes tener problemas renales. Ten cuidado, ya que las comidas empacadas y los refrescos gaseosos tienen mucha sal. Puedes reducir su consumo no agregándole sal a la comida. Verás que después de unos días, no te darás cuenta, y que la comida tiene un sabor más suave y agradable.

Comidas que forman ácido
Debes evitar comer demasiados alimentos que formen ácido, ya que es importante mantener el equilibrio del ácido alcalino

en el cuerpo. Si comemos demasiados alimentos que forman ácido, los resultados pueden ser cistitis y problemas digestivos. El té, café, alcohol, huevo, carne, queso y pan son alimentos que forman ácido. No es necesario dejar de comerlos, es mejor que disminuyas su consumo, y contrastes con alimentos que forman el ácido alcalino, tales como las frutas (aun los cítricos), verduras, y leche (entera o baja en grasa).

El azúcar

Por último, otro alimento que debes evitar es el azúcar. El azúcar nos da energía instantánea, ya que eleva el nivel de la misma en la sangre. Por desgracia, a esto le sigue un descenso en la energía, dejándonos más cansados que antes. Además, el azúcar blanca refinada, no tiene ningún valor nutricional, sólo nos da calorías vacías. Es mejor que consumas azúcares naturales, que se encuentran en la fruta, verduras y hasta en la leche.

La fibra

La fibra es una parte importante en la dieta, sin embargo, como en todas las cosas, no debes ingerir demasiada, ya que esto te hará sentir incómodo e hinchado, y puede estimular al cuerpo a que se deshaga de lo innecesario demasiado rápido, no dejando suficiente tiempo para absorber todos los nutrientes. No es muy buena idea que le pongas salvado a todo lo que comes, en vez de eso, puedes ingerir la fibra de los cereales integrales, legumbres, frutas y verduras. La Organización Mundial de la Salud, recomienda comer cinco porciones de fruta y verdura por día. Esto parece demasiado, pero una manzana es igual a una porción, y puedes incluir fruta seca o en lata (sin almíbar). Para obtener lo más posible de las verduras y las frutas, trata de comerlas crudas, o cocínalas levemente. Las verduras congeladas son una opción alternativa, ya que conservan muchas de sus vitaminas.

Por otro lado, puedes incrementar la cantidad de fibra que consumes cambiando de pasta, arroz y pan blancos, a productos integrales. Fíjate bien que no sólo sea color marrón, ya que muchas veces a los productos de harina blanca, los tiñen de marrón para que parezcan integrales.

Grasa

Con frecuencia escuchamos que no es bueno comer grasa, ya que si comemos demasiada, estaremos propensos a enfermedades cardíacas. En realidad, un poco de grasa es necesaria para darnos energía y los niños la necesitan para crecer saludablemente. Come carne magra, leche baja en grasa, y aceites vegetales. El tema de la mantequilla versus la margarina, es un poco complicado. Estudios recientes han revelado que las grasas vegetales deshidratadas de la margarina, son difíciles de digerir, por otro lado, puede digerir con facilidad las moléculas de la mantequilla. Quizá, lo mejor sería tratar de evitar comer mucho de ambas; trata de ponerle mantequilla a un solo lado del sandwich, y no le pongas mantequilla a platillos tales como las verduras o las papas. Verás que no hay mucha diferencia. Al igual que la sal, el uso de la mantequilla es una cuestión de hábito.

Carnes

Aunque la dieta que se lleva en el yoga está asociada con el ser vegetariano, no hay necesidad de omitir por completo el consumo de la carne, además, es una buena fuente de proteína, que es muy importante para poder reparar los tejidos dañados y las células. Es mejor que comas carnes magras, y restringe el consumo de carnes rojas. Últimamente, existe una preocupación debido a que no se sabe qué efecto tienen en los humanos las hormonas que se le dan a las vacas para que crezcan más rápido. De todas formas, según el yoga, es mejor que comas alimentos orgánicos, de manera que será mejor que compres carne y pollo orgánicos. La demanda por estos productos está incrementando, así que, a medida que pasa el tiempo, será más fácil conseguirlos. Si no hay ninguno de estos productos disponibles, ¡puedes decirle al carnicero de tu zona que hay un producto que nadie tiene, y que él podría vender muy bien!

Si eres vegetariano, puedes encontrar la proteína en nueces, productos de frijol de soya, legumbres, semillas, y productos integrales, tales como el arroz.

Carbohidratos

Los carbohidratos le dan al cuerpo energía y son vitales para el buen funcionamiento del cerebro. Las frutas y verduras, los productos integrales y los cereales, son una buena fuente de carbohidratos.

Agua

Dos tercios del cuerpo están compuestos por agua, de manera que es esencial que se la proporciones diariamente. La mayoría de nosotros bebe muy poca agua. El resultado pueden ser problemas en los riñones, en el hígado, para mover el vientre, y mal aspecto. La realidad es que nunca debes llegar al punto en que sientas sed, ya que ésta es una señal de que tu cuerpo está muy deshidratado.

Trata de tomar alrededor de dos litros de agua por día. Esto puede parecerte mucho, pero en realidad, esa es la cantidad que pierdes cada día, y más aún si haces ejercicio. No tomes agua mientras comes, ya que esto disminuye la velocidad del proceso digestivo, y trata de no tomar agua en la forma de té o café. Lo que tu cuerpo necesita en realidad, es agua pura sin gas. Esto puede parecerte muy aburrido, y te parecerá una tarea durante los primeros días, pero pronto se convertirá en una costumbre. Una forma para cuantificar la cantidad de agua que tomas, es observando tu orina. Si está oscura, significa que está llena de toxinas, y debes tomar más agua, si es clara, e inodora, estás tomando suficiente.

Vitaminas y minerales

Lo ideal, es obtener todas las vitaminas y minerales de la comida que ingerimos. Sin embargo, no siempre es posible, especialmente si no comes comida fresca. En dicho caso, se recomienda tomar un suplemento vitamínico. Sin embargo, te darás cuenta de que tu interés por la nutrición se incrementará a medida que la actitud que tomes hacia tu cuerpo y dieta, mejore. Aquí hay una guía básica que te indicará qué vitaminas se encuentran en cada alimento, y para qué sirven.

Vitamina A

Ésta es la vitamina de los ojos, y las membranas mucosas, además, es importante durante el embarazo y la lactancia. También se le llama retinol, y se encuentra en el aceite de hígado de bacalao, e hígado. Además, puede encontrarse en las frutas suaves como duraznos, cerezas y chabacanos, en el brócoli, zanahorias y espinacas. La falta de la vitamina A puede provocar que no veas bien en lugares con poca luz, y es una de las causas más grandes de ceguera en los países del tercer mundo.

Vitamina B_1

Ésta se encuentra en verduras verdes, tales como la col y la espinaca, en las semillas de girasol y en los cacahuates. La vitamina B_1, también conocida como tiamina, es excelente para la buena digestión, y mantiene al sistema nervioso funcionando correctamente.

Vitamina B_2

Esta vitamina se llama riboflavina, y es esencial para la piel y la descarga de energía de la comida. Los alimentos que contienen esta vitamina, son las verduras verdes, el queso cottage y el pescado. Los fuegos bucales, y los labios resecos, son una señal de que falta esta vitamina. El cuerpo no puede conservar muy bien la riboflavina, por eso es muy importante ingerirla con frecuencia.

Vitamina B_6

También conocida como piridoxina, esta vitamina es importante para el sistema inmunológico y la formación de las células rojas. Se puede obtener del yoghurt, la carne y el pescado. La anemia es una señal de que en el cuerpo no hay suficiente vitamina B_6.

Vitamina B12

Esta vitamina es esencial para el crecimiento, la división de las células, y para la formación de las células rojas en la sangre. Si no comes carne roja, puedes encontrarla en los huevos y en el pescado.

Los cereales para el desayuno, papas, cereales, huevos, y aguacates, también son ricos en vitaminas B.

Vitamina C

Esta vitamina es muy importante para resistir enfermedades como la gripe. Además, es muy útil para curar resacas, ya que el alcohol reduce severamente la cantidad de vitamina C que hay en el cuerpo. También, es esencial para el colágeno, la sustancia que mantiene firme el tejido que sostiene al cuerpo. La fruta fresca y las verduras son la mejor fuente de vitamina C. Una naranja grande, o un vaso de jugo de naranja recién exprimido, te dará la cantidad que requieres en un día. La vitamina C es especialmente esencial para los vegetarianos, ya que ayuda a la absorción del hierro que proviene de las verduras.

Vitamina D

El sol nos da la vitamina D, lo cual demuestra que tu mamá tenía razón cuando te decía que salieras a jugar. También se puede encontrar en aceites de pescado, leche, mantequilla y huevos. Esta vitamina es vital para la salud de los huesos y dientes. La osteoporosis, enfermedad en los huesos que se caracteriza por adelgazamiento de los mismos, por lo general, es hereditaria. Si alguien en tu familia la padece, se te recomienda ingerir una buena cantidad de vitamina D.

Vitamina E

Esta vitamina ayuda a reducir el cansancio, y se encuentra en las coles de Bruselas. Además, la puedes encontrar en las verduras verdes, semillas y aceites vegetales.

Vitamina F

Esta vitamina es esencial para una piel saludable y un pelo brillante, y se encuentra en los aguacates, cacahuates y semillas de girasol.

Vitamina K

Ésta se encuentra en los huevos, aceite de hígado de bacalao, y yoghurt. Es la vitamina que ayuda a que la sangre coagule después de una herida. Además, el cuerpo utiliza esta vitamina para hacer la proteína que mantiene a los huesos y tejidos saludables.

Vitamina P

Esta vitamina fortalece los capilares, los pequeños vasos sanguíneos que se encuentran en todo el cuerpo. Si no tomas suficiente, te darás cuenta de que si te golpeas, los moretones serán más grandes de lo normal, y que tus encías sangran. Las fresas, cerezas, y las semillas de las naranjas y limones son una buena fuente de vitamina P.

Calcio

Como la vitamina D, el calcio es esencial para la salud de los huesos, la función de los músculos y la coagulación de la sangre. Éste, se encuentra en los productos lácteos, sardinas enlatadas, con espinas, y las semillas de sésamo.

Cloruro

Éste es vital para la formación del ácido estomacal. Pero no es bueno que ingieras demasiado de este mineral. Se encuentra en la sal de mesa y en las comidas que la contienen, y es probable que con lo que comes diariamente estés ingiriendo suficiente.

Hierro

La anemia y la fatiga son síntomas de deficiencia de hierro, y pueden remediarse si se comen asaduras, yema de huevo, y verduras color verde obscuro, tales como la espinaca.

Magnesio

La falta de magnesio puede causar calambres en los músculos, y temblores, debido a que es esencial para la contracción muscular. Los higos secos y las verduras verdes son una fuente rica en magnesio.

Manganeso

Come nueces, cereales y arroz integral para mantener tu nivel de manganeso, ya que es importante para la construcción de los huesos y los tejidos que los conectan.

Fósforo

Este mineral es útil para mantener los huesos y los dientes sanos, además, ayuda al cuerpo a absorber los nutrientes. Se encuentra en las nueces, carne, pescado y semillas.

Potasio

Este mineral es útil para mantener al ritmo cardíaco y la presión arterial regulares. Lo puedes encontrar en las frutas, especialmente en los plátanos, en las semillas y en las nueces. Demasiado potasio no es bueno para el corazón, de manera que debes consumir no más de 3500 mg por día.

Zinc

Éste es un mineral muy importante para los adolescentes, ya que ayuda al crecimiento y a la acción de muchas enzimas del cuerpo. Los fumadores deben consumir zinc en sus alimentos cotidianos, ya que el cigarrillo desgasta al que el cuerpo posee. El zinc se encuentra en la carne roja, cacahuates y semillas de girasol.

Capítulo **10**

EL YOGA
Y LA MUJER

Imagen corporal

A lo largo de los siglos, la belleza ideal de la mujer ha cambiado. Incluso en épocas tan recientes como el siglo XIX, eran atractivas las mujeres que, según los estándares del siglo XX, estaban pasadas de peso; estar delgada era equivalente a ser pobre o a estar enferma. Sin embargo, en la actualidad, los ideales que presentan los medios de comunicación masiva y la moda, siempre están cambiando, y con frecuencia están en conflicto. Por otra parte, las revistas femeninas publican artículos que explican que las dietas no funcionan y que las mujeres deberían estar contentas con lo que tienen, pero tres páginas adelante está un anuncio de modas con modelos tan delgadas como chicas que no han llegado a la pubertad, ¡de hecho, muchas de ellas son adolescentes con ropa de mujeres adultas! La obsesión actual por estar delgadas es una muy mala noticia para las jóvenes, cuyo cuerpo está experimentando la transformación, habitualmente traumática, de la esbeltez de la niñez a las curvas femeninas. El mensaje implícito en la era de "la heroína" es que este cambio es algo que ellas pueden controlar, y de hecho, deberían controlar, si tienen deseos de ser bellas. El resultado es un enorme incremento en las dietas de jovencitas, que pueden llevar a situaciones que amenazan su vida, como la anorexia, el uso excesivo de sustancias que ayudan a adelgazar, como los laxantes. En parte, también se le puede culpar por el incremento en el número de jovencitas que fuman (quienes empiezan a fumar antes que los varones), ya que se sabe que el fumar disminuye el apetito, y por ende, ayuda a disminuir el sobrepeso.

Incluso las mujeres adultas son vulnerables a esto. La idea de la belleza se ha convertido en algo muy estrecho, que se concentra en pieles y siluetas juveniles, pero con la idea adicional de que un busto grande es esencial en una mujer que quiere verse sexy. Los únicos que ganan con todo esto son los fabricantes de productos para adelgazar y los cirujanos plásticos. La publicidad que utilizan estas industrias hacen creer a las mujeres que si no bajan de peso, a pesar de toda esta "ayuda", es su culpa. Se les venden cremas muy caras prometiéndoles que pueden detener el tiempo, mientras que las dietas, algunas de las cuales son muy poco nutritivas, prometen una extraordinaria pérdida de peso. Los cirujanos plásticos ofrecen citas, incluso a la hora de la comida, para que las mujeres que están muy ocupadas puedan someterse a un implante de senos, y regresar a la oficina o a una junta importante. No podría ser más fácil. Implícitamente, están diciendo: "¿qué te detiene?"

Aunque no todas las mujeres se pasan la vida sudando en los gimnasios, comiendo alimentos bajos en calorías y sufriendo al ver fotografías de Kate Moss, la mayoría de ellas encuentra que su autoestima sufre, a causa del constante bombardeo de imágenes ideales y las maneras "fáciles" para alcanzarlas. Se sienten culpables por sucumbir, sabiendo que una industria está detrás de todo esto, pero la presión no deja de ser insidiosa.

Si se les compara con las promesas de los programas de dietas y cirugía, que ofrecen un cambio dramático en corto tiempo, el yoga podría parecer suave y poco eficaz, pero no lo es. Una sesión de cirugía te puede dar un busto 36C, una dieta relámpago de diez días te puede dar un estómago plano, pero lo que no hace ninguna de estas dos opciones es hacerte más feliz con tu cuerpo a largo plazo. Lo cual le conviene a la industria, ya que puede venderte otros artículos en el futuro. El Yoga puede enseñarte a amar tu cuerpo, a ser "feliz con tu piel". La única diferencia es que se lleva un poco más de tiempo.

La práctica regular de las *asanas* dará tono a los músculos y también ayudará al funcionamiento eficaz de los órganos internos. Esto hará que te sientas más saludable y más ágil, y a la larga, mejorará en forma notoria la apariencia de tu cuerpo. Sin embargo, es posible que éste sea el efecto menos importante del yoga para alguien que sufre por tener una mala imagen corporal. El yoga te ayudará a ver tu cuerpo en una forma diferente; te ayudará a verlo de afuera hacia adentro, y a apreciarlo como la milagrosa maquinaria que es, y no como un objeto sobre el cual cuelgas ropa y al que le hacen falta varias reparaciones. Susie Orbach en su libro, *La gordura es un problema feminista,* inicia un ejercicio para mejorar la imagen corporal sugiriendo que consideres de lo que tu cuerpo es capaz. Concéntrate en ti misma. ¿Qué ves? Mira de afuera hacia adentro y luego trata de sentir tu cuerpo de adentro hacia afuera. Piensa en las funciones de las distintas partes de tu cuerpo, ¿son las manos sólo decorativas o son partes movibles y activas de nuestro cuerpo? ¿Son las piernas un adorno o tienen funciones importantes? Trata de ver la enorme gama de actividades que tu cuerpo realiza y de las que es capaz; trata de apreciar su condición física y sus destrezas.

Con la práctica regular del yoga, llegarás a considerar tu cuerpo de manera más saludable y con más estima. Incluso si en los primeros meses te preocupas por las dietas y estás ansiosa, empezará a brotar una nueva manera de verte a ti misma.

Menstruación

Muchos textos de yoga sugieren que la mujer no practique las *asanas*, en absoluto, durante la menstruación, pero esto no es cierto. Por supuesto, debes de poner atención en cómo se siente tu cuerpo, y si ves que es incómodo practicar las *asanas* en este periodo del mes, debes desistir. Después de todo, son sólo algunos días del mes y esto no te atrasará en tu práctica. Sin embargo, debes tener cuidado con las posiciones invertidas, ya que éstas revierten el flujo natural de la sangre menstrual.

Los ejercicios dirigidos a los músculos abdominales ayudan a que los músculos internos alcancen una salud superior. Las posiciones como el gato, la cobra y el pez son muy efectivas para esta área, y pueden ayudarte a regular el ciclo menstrual. Además, pueden ayudarte a disminuir las molestias durante este periodo del mes. Muchas mujeres notan que durante su periodo los primeros dos o tres días son más pesados, pero esto no es malo, ya que significa que el periodo durará menos tiempo. Si estás preocupada por la práctica del yoga durante este tiempo, puedes consultar al doctor. Pero si lo haces con cuidado y no realizas las posiciones invertidas, no tendrás ningún problema.

El yoga también es muy efectivo para aliviar los dolores estomacales. Además, puede contribuir a reducir el síndrome premenstrual, ayudándote a mejorar tu humor. Si practicas el yoga con regularidad, estarás más consciente de tu cuerpo y sus ciclos naturales, y esta conciencia podrá cambiar mucho la forma en que ves la menstruación, ya que no la verás tanto como una molestia, sino como una función natural del cuerpo y la fertilidad. Por supuesto que no saltarás de alegría cuando sepas que vas a menstruar, pero te va a ayudar a soportarlo un poco mejor.

El yoga y el embarazo

Claro que todo el mundo te dirá que hagas todas tus actividades con cuidado durante estos nueve meses. No inicies la practica del yoga estando embarazada. Es ideal que hayas practicado yoga con anterioridad, por lo menos, durante unos meses. Para quienes ya han practicado yoga, los primeros dos o tres meses deberán de ser fáciles, siempre y cuando no haya complicaciones en el embarazo. Durante este tiempo trata de encontrar un maestro de yoga que esté entrenado específicamente para el cuidado prenatal. ¡Sería ideal una enfermera o partera que practique el yoga! Si no puedes encontrar este tipo de persona, platica con tu médico o maestro de yoga sobre las *asanas*, y siempre presta atención a cómo se siente tu cuerpo. Ten mucho cuidado si tienes sangrado.

Después de los primeros tres meses, no hagas las posiciones invertidas ni las posiciones que requieran que te acuestes sobre tu estómago, como la cobra, ni tampoco las posiciones que requieren que te estires hacia atrás, ya que esto hará que esfuerces la parte frontal de tu cuerpo. Sin embargo, si sientes que todos estos consejos hacen que quieras dejar de practicar el yoga, recuerda que el yoga es excelente para la circulación sanguínea y el corazón, de manera que es invaluable para ti y el bebé que está en camino. Además, muchas mujeres sienten que los cambios en sus cuerpos las hacen sentir torpes, para esto existen posiciones que se han desarrollado especialmente, tales como el árbol, que les ayudarán a sentirse más ágiles, además, les servirán para mantener el equilibrio, y los estiramientos ayudarán a que los dolores no sean fuertes durante estos nueve meses.

Una de las *asanas* que pueden ayudarte, en especial, a fortalecer los músculos pélvicos en preparación para el parto, es la mariposa. Otra, es una posición en cuclillas.

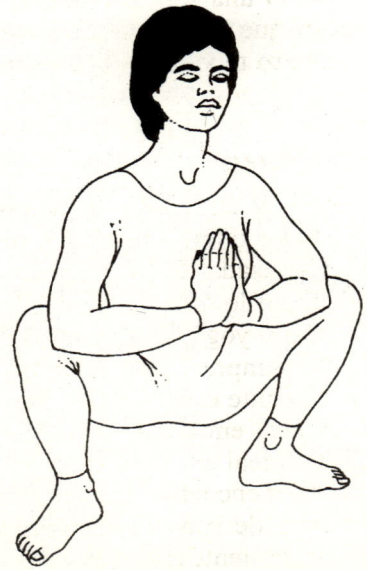

La posición en cuclillas

Comienza con los pies separados y con las puntas hacia afuera (unos 50 centímetros entre sí). Si quieres, puedes unir tus manos a la altura del pecho, con las palmas juntas, en la posición de rezo. Respira profundamente, y mientras exhalas, dobla las rodillas y baja el cuerpo hasta que estés en cuclillas. Recuerda que debes mantener la espalda y la cabeza derechas, no inclines la parte superior del cuerpo hacia el piso, y asegúrate de que tus rodillas y codos estén apuntando hacia afuera y no comprimiendo el abdomen. Si esto es muy difícil, utiliza una guía telefónica o dos para sostenerte. Para ponerte de pie, invierte el proceso y hazlo suavemente enderezando las piernas. No hagas movimientos bruscos. Esta posición no sólo es reconfortante, sino que hará que trabajen los músculos que necesitarás para empujar en el momento del parto.

Luna creciente

Los dolores de espalda son muy comunes durante el embarazo, extrañarás los estiramientos de la espalda que se supone no debes de hacer estando embarazada. Puedes intentar hacer una versión modificada, la luna creciente. Esta versión contrarresta el estiramiento frontal con una pierna que se coloca hacia adelante para dar apoyo. Comienza por arrodillarte con la rodilla derecha doblada, de manera que la cadera, la parte inferior de la pierna y el piso formen los tres lados de un cuadrado. El pie derecho debe estar completamente en el piso. Mira hacia adelante, asegurándote de que tus caderas y hombros no giren hacia ningún lado, agarra tu rodilla derecha con ambas manos. Estira la pierna izquierda hacia atrás, como si estuvieras haciendo un desplante. Si el estiramiento de la cadera izquierda es demasiado, al tener los dedos de los pies doblados hacia el piso, puedes apoyar el pie. Ahora, respira profundamente, y mientras exhalas, estira la espalda hacia atrás; debes mirar hacia el techo.

Ahora, la espalda, la pierna izquierda y la cabeza deben formar la parte interior del arco de una luna creciente. Sostén la posición por un momento, luego relájate y retrae tu pierna izquierda. Ahora repite la posición del otro lado. Al igual que con la cobra, debes contrarrestar un estiramiento hacia atrás con un estiramiento hacia adelante, pero ten cuidado de no poner demasiada presión sobre la parte frontal de tu cuerpo.

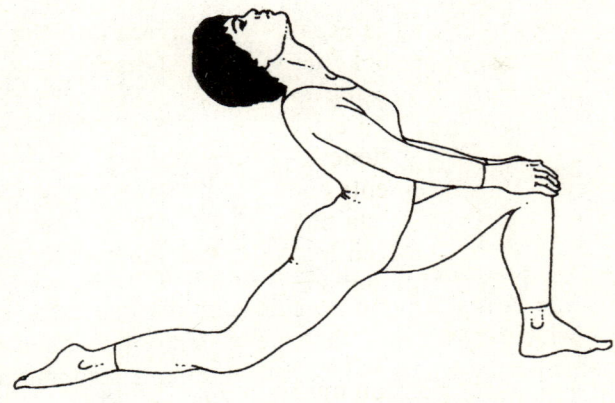

La luna creciente

Los ejercicios de respiración con el diafragma son una forma fabulosa de aliviar el estrés durante el embarazo, y muchas mujeres los han encontrado muy benéficos a la hora del parto. Además, pueden ayudar a que la futura madre se sienta rejuvenecer, sin importar lo cansada que esté. Un ejercicio muy placentero que puedes realizar es acostarte sobre tu lado izquierdo. No te acuestes sobre tu lado derecho ya que esto presiona las arterias más importantes que van hacia el corazón. Puedes colocar algunas almohadas o cojines debajo de tu rodilla derecha, de manera que tu cuerpo no se incline hacia adelante o hacia el piso, deja que tu brazo descanse sobre el piso o frente a ti. Esta posición es muy similar a la que se usa para la recuperación después de las náuseas y desmayos, además, es muy útil si estás sufriendo de indigestión, y puede ayudarte a superar las molestias. En esta posición, trata de respirar desde el diafragma. Si no te sientes cómoda, no te esfuerces, pero respira naturalmente, hasta la profundidad en que te sientas cómoda. Este ejercicio no sólo te ayudará a sentirte relajada, sino que te hará dormir mejor; lo cual será muy útil durante el embarazo.

Muchas mujeres se dan cuenta de que cuando se embarazan se les trata de manera diferente, con frecuencia se rodean de personas con buenas intenciones, que les dan consejos sobre lo que tienen que hacer. Esto puede ser bastante tensionante para la futura mamá, y una sesión de yoga con meditación puede ser muy útil para contrarrestar esos sentimientos negativos y tener paciencia. Además, especialmente durante el primer embarazo, muchas mujeres sienten que pierden su identidad, que han dejado de ser las personas que eran. Sienten que ahora son las futuras mamás y no las personas que eran. Este sentimiento, combinado con el conocimiento de que el futuro será muy diferente al pasado, que la maternidad no sólo cambiará su estilo de vida sino sus prioridades, puede causarte bastantes tensiones. Es muy importante para ti y para tu hijo, que mantengas contacto con tu identidad real y que sientas que el bebé es alguien maravilloso que está por llegar. Los ejercicios de meditación que te ayudan a llevar tu mente hacia tu esencia interior, son excelentes para dar impulso a la seguridad en ti misma. Puedes utilizarlos para meditar sobre la vida que crece dentro de ti y sentirte bien respecto al futuro. Muchas mujeres han dicho que estos ejercicios les han ayudado a sentirse más unidas con el bebé.

Después de haber dado a luz, puedes sentirte tentada a comenzar sesiones completas de yoga para tonificar tu cuerpo, sin embargo no debes practicar yoga en absoluto durante las primeras semanas después de haber dado a luz, y si tuviste complicaciones, como una cesárea, debes dejar de practicar el yoga por más tiempo. De todas formas, debes consultar con tu doctor antes de volver a comenzar.

Una observación sobre el egoísmo

Para algunos de nosotros, la idea de comenzar con una práctica que es sólo para nuestro beneficio personal y espiritual, es casi imposible, especialmente si es algo que parece muy místico, como el yoga. Vemos estas prácticas como una moda, algo que realizan las estrellas de Hollywood o un viajante *new age*. Es importante que nos demos cuenta del origen de estos pensamientos para que podamos hacerlos desaparecer de nuestra mente.

Para comenzar, las culturas orientales y occidentales se desarrollaron de formas muy diferentes. La cultura occidental se concentró más en las señales tangibles del progreso humano, como las ciencias y las artes, la construcción de emporios y la acumulación de riquezas. El occidente es donde se realizaron muchos descubrimientos médicos y científicos, donde se desarrollaron las grandes teorías políticas y económicas, y hasta en el siglo XX creíamos que éramos los maestros del mundo civilizado. Incluso las grandes religiones, como la católica y la protestante, tienen cierta calidad superficial, cantamos himnos con más fuerza, recitamos las oraciones, y usamos nuestra mejor ropa para ir a la iglesia.

Pero luego de una búsqueda, el hombre occidental descubrió que hay áreas que no ha desarrollado; la espiritual. Sigmund Freud descubrió que tenemos otro nivel de conciencia, el subconsciente, y aunque sus teorías no eran perfectas, estaba en lo correcto al decir que la mente opera en niveles distintos a los más accesibles que utilizamos todos los días. Después de todo, tenemos un almacén de memoria que ha estado dando información a nuestros pensamientos y comportamientos cotidianos sin que nosotros lo notemos.

Mientras tanto, el oriente se ha concentrado en el interior, observando el espíritu y buscando formas de elevar la conciencia. Por esta razón, en los años 60 y 70, cuando la juventud estaba rompiendo con las tradiciones de la sociedad, y estaba buscando "el significado de la vida", buscó la filosofía oriental, donde las respuestas habían sido contestadas hacía miles de años.

Aún en estos días, solemos juzgar el éxito de las personas a través de sus riquezas. Pero, en realidad, sabemos que el dinero no hace la felicidad, aunque persistimos en esta idea. Si tuviéramos todas las riquezas, por supuesto, estaríamos felices. Es el condicionamiento que obtuvimos a través de los siglos, y por lo tanto, es difícil deshacerse de este punto de vista. Nos parece muy extraño cuando una persona deja la riqueza en la búsqueda de una existencia simple, y en secreto nos preguntamos cuánto tiempo pasará antes de que esta persona quiera regresar a su vida cómoda.

Esta forma de ser "externa" es también evidente en la manera en que tratamos a los demás y en nuestra noción de ser egoístas e individualistas. El ayudarnos a nosotros mismos no se considera como una virtud, ya que lo relacionamos con dejar de pensar en otras personas. Esto no debe de ser así, y la civilización oriental ha sabido esto por mucho tiempo. Al ayudarnos a nosotros mismos, estamos más capacitados para ayudar a otros. Piénsalo de esta forma. Si dieras toda tu energía para ayudar a otros, sin quedarte con nada para ayudarte a ti mismo, ¿de qué te serviría si al final terminarías exhausto y sin poder hacer nada más? De hecho, alguien tendría que venir a cuidarte. De manera que el mantenerte saludable es necesario para poder ayudar a otras personas. Es lo mismo con el espíritu. Si estás tan fuera de contacto con tu ser interior que apenas si te conoces, como si fueras un socio, un padre o un amigo, ¿cómo puedes escuchar a otros, dar buenos consejos, o ser un buen socio, padre o amigo? El ayudarte mediante el yoga es una forma de recargar tus baterías para que seas mas útil a los demás.

Además, tú eres un ser humano y también mereces cuidados, ¿no lo crees?

Capítulo **11**

YOGA PARA NIÑOS Y ADOLESCENTES

Se ha estimado que los niños modernos queman 25% menos calorías que los niños en los años cuarenta, esto se debe a la televisión y a los juegos electrónicos, ya que éstos absorben la atención de los niños, pero no requieren ningún tipo de ejercicio. Por ejemplo, es mucho más probable que un niño, después de la escuela, se ponga a ver televisión en vez de jugar fútbol.

Otro factor que contribuye a esta inactividad son los padres que tienen miedo de que sus hijos sufran accidentes mientras no los están viendo jugar. Por esta razón, muchos niños se transportan en autobuses escolares en vez de llegar caminando a la casa desde la escuela, y pasan menos tiempo jugando afuera.

El resultado de ésto es que cada vez más niños se acostumbran a la vida sedentaria, lo cual significa que harán mucho menos ejercicio ahora y cuando crezcan. La falta de ejercicio puede traer problemas de sobrepeso, más ahora, que existe una gran variedad de alimentos con un alto contenido calórico.

El yoga puede revertir esta tendencia en los niños, ya que introduce una forma sutil de hacer ejercicio, y sobre todo, es muy divertido. Esto incrementará su agilidad en general, y hará que estén más interesados en otro tipo de ejercicios. La niñez es un momento perfecto para comenzar el yoga, ya que los niños son más ágiles y aprenden más rápido que los adultos. Se convertirá en un hábito para toda la vida.

Para los niños menores de 10 años, las sesiones de yoga deben ser una o dos veces por semana solamente, y deben durar alrededor de media hora. Las posturas deben sostenerse por sólo dos respiraciones; en los niños muy pequeños asegúrate de dejar suficiente tiempo para hacer relajación al final. Al igual que el teatro, las *asanas* del yoga son muy útiles para que los niños tímidos se vuelvan más extrovertidos, además, los ayuda a desarrollar un sentido de lo que es capaz de hacer su físico. Los hará sentirse seguros el saber que pueden lograr las posiciones, y los hará sentir que pueden superar otros retos en la vida.

En las sesiones de yoga, para que los niños se diviertan más, puedes hacer que visualicen los animales que están tratando de copiar. A un niño activo, seguramente le gustará convertirse en un león, por otro lado, el águila los ayudará a concentrarse y a calmarse, además, mejorarán su postura. Los niños disfrutarán mucho el saludo al sol, especialmente si lo realizan como si fuera un baile, ya que los hará sentir contentos. Haz que sonrían, ya que esto les producirá un sentimiento instantáneo de bienestar, que visualicen lo que están siendo. Ésto último no sólo hará que el ejercicio cobre vida para ellos, sino que dará frutos cuando estén en la escuela, ya que podrán prestar más atención.

La rutina es muy importante para establecer un hábito, por esto es muy importante ponerle un horario al yoga. Por otro lado es importante detener la sesión si ves que el niño perdió interés o está aburrido. Las sesiones largas y aburridas harán que no quieran volver a repetir ningún tipo de sesión. Para los adolescentes, el yoga también es muy bueno. Muchos de ellos sienten que odian su cuerpo a medida que crecen, como consecuencia, se vuelven malhumorados y retraídos. La práctica del yoga los ayudará a comprender los cambios que sus cuerpos están atravesando. Además, su piel se limpiará y su cabello se verá más brillante.

La adolescencia también es un periodo en el que la persona lucha por encontrar su identidad. Ya no son niños, pero aún no son adultos. Como resultado, muchas veces no saben quiénes son, el yoga los ayuda a sentirse más seguros con respecto a lo que son, y qué tipo de persona les gustaría ser, lo que les ayuda a tomar decisiones por ellos mismos, además, el yoga estimula el deseo de sentirse saludable, por ende, los jóvenes que lo practiquen sentirán menos deseos de fumar o tomar alcohol.

El momento ideal para practicar el yoga es por las mañanas, antes de ir a la escuela, esto es porque el yoga te ayuda a estar más concentrado y más alerta.

En especial, en esos periodos de exámenes que son muy estresantes para los adolescentes, el yoga es muy bueno para el aprendizaje y para la memoria, ya que los ejercicios de visualización mejoran la concentración. Además, una sesión corta de ejercicios de respiración de yoga, reduce el estrés.

Finalmente, el yoga requiere un cierto grado de autodisciplina, que es muy importante para el adolescente, y la autorrealización, que inspira un sentimiento interior de seguridad.

Capítulo **12**

UN RÉGIMEN PARA LOS PRINCIPIANTES

No creas que para hacer una sesión de yoga debes incluir todas las asanas que mencionamos en los capítulos anteriores. Encontrarás que unas son más difíciles que otras, y querrás hacerlas cuando estés más flexible. Además, puede ser que tengas poco tiempo para hacer la sesión, en dicho caso, debes seleccionar algunas asanas y crear un programa básico para ti. Puedes alterar y cambiar este programa cuando quieras. Puede haber momentos en que no tengas ganas de practicar el yoga en absoluto. Si esto sucede, no lo hagas, no hay razón para que te esfuerces, ya que el yoga es algo que debes disfrutar para que tenga resultados satisfactorios. Mucha gente deja de practicar yoga por varios meses y cuando lo retoman, lo hacen en el punto en que lo dejaron. Puedes hacer lo mismo, pero debes saber que siempre puedes regresar, y que no has fracasado por dejarlo un momento.

Aquí te presentamos una serie de programas que sugerimos para que puedas comenzar. El yoga es algo muy personal, de manera que no debes hacer sólo lo que te diga otra persona, incluyendo este libro o un profesor.

Un régimen para el principiante

Antes de comenzar, asegúrate de que tu mente esté concentrada para hacer yoga. Si tu mente está en otro lado, siéntate con tus ojos cerrados y concéntrate en lo que estás haciendo, limpiando tu mente. Trata de mantener cada posición por un minuto, y date un tiempo de diez segundos entre postura y postura para relajarte. Piensa en cómo un gimnasta, antes de pasar al otro ejercicio, cierra los ojos para concentrarse. Tú debes hacer lo mismo.

1 Comienza con el ejercicio de precalentamiento, que es la postura de *tadasana*. Recuerda respirar correctamente y no esforzarte mientras te estiras. Toma tu tiempo en cada uno de los ocho pasos, y sacude tus brazos y piernas levemente cuando termines. Ahora estás de nuevo en la postura de *tadasana*, cierra los ojos, y respira profundamente mientras exhalas, limpia tu mente para prepararte para tu siguiente movimiento.

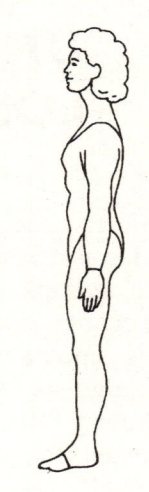

2 Muévete hacia la postura del árbol (*vrksasana*), la posición del rezo. Localiza un punto en el cual puedas fijar tu vista y recuerda que debes distribuir todo el peso en la planta del pie. Siempre comienza con tu lado derecho, y hazlo en cada ejercicio. No hay una razón específica para esto, pero te ayuda a recordar qué estás haciendo en cada rutina y te ayuda también a recordar qué pierna es la que sigue. Trata de sostener la postura de 20 a 30 segundos de cada lado. Si ves que te estás cayendo, puedes usar una silla para sostenerte

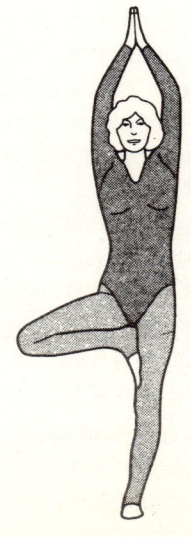

un poco. Muchas veces, al saber que ahí hay una silla por si la necesitas, es suficiente. Concéntrate en la idea de que eres un árbol, con tus pies siendo las raíces que penetran en la tierra, e incrementarás tu sentido de seguridad en esta *asana*. Cuando tengas ambos pies en el piso, cierra los ojos y prepárate para el próximo movimiento.

3   Acuéstate boca abajo para hacer la posición de la cobra (*bhuhanjasana*). Mientras inhalas, levanta tu espalda suavemente con las manos bajo tus hombros, hasta que tus brazos estén extendidos. Piensa que tus vértebras son los huesos de una serpiente. Recuerda que debes mantener tus piernas y caderas en contacto con el suelo. Mantén esta posición por un minuto, y luego, lentamente, baja hacia el piso. Relájate por un par de segundos y repite el ejercicio, esta vez, incrementa el estiramiento. No te dobles demasiado, ya que puedes sentirte incómodo. De nuevo, baja hacia el piso y relájate durante 10 segundos.

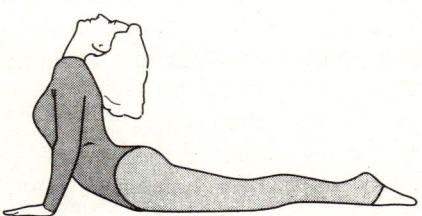

4   Para contrarrestar el estiramiento de la cobra, tu próximo movimiento es doblarte hacia adelante (*paschimottanasama*), este ejercicio ayudará a los músculos de tu abdomen y pecho para que se contraigan. Siéntate derecho, con las piernas estiradas frente a ti. Mientras inhalas, dobla tu cuerpo superior hacia adelante desde las caderas. Si no puedes alcanzar tus pies, entonces, toma tu tobillo o tus rodillas. Si esto hace que te duela la espalda, puedes utilizar una bufanda para ayudarte. Engánchala en tus pies, sosteniendo cada extremo de la bu-

fanda, y estírate hacia adelante sosteniéndola, esto incrementará la flexibilidad de tu espalda y pronto podrás hacerlo sin la ayuda de la bufanda. Esta postura te hará sentir tranquilo. Si no es así, es posible que te estés esforzando demasiado o que no estés concentrado. Trata de mantener la postura durante un minuto, y luego relájate, dándote un tiempo para salir de la postura mentalmente.

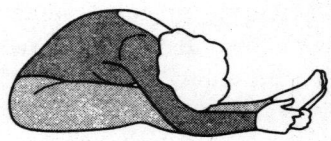

5 Ahora estás listo para el giro de la espina dorsal, que comienza igual que el ejercicio anterior, sentándote derecho con las piernas estiradas hacia el frente. Mantén tu cabeza y espalda derechas, imaginando que hay un hilo atado desde tu cabeza hasta el techo. Comienza poniendo la pierna derecha sobre la pierna izquierda, de manera que tu pie derecho descanse sobre la parte exterior de tu rodilla izquierda.

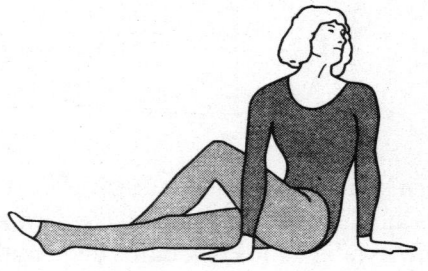

Pon tu mano izquierda detrás de ti, en el centro de la espina, para sostenerte, pero no te apoyes sobre ella. A medida que voltees la parte superior de tu cuerpo hacia la izquierda, recuerda que tus hombros deben dirigir este movimiento, no tu cabeza. Mantén la posición por un momento y repítelo hacia el otro lado. Esto debe ayudarte a aliviar las molestias de tu espalda.

6 Ya que hayas descansado durante 10 segundos, prepárate para pararte sobre los hombros (*sarvangasana*). Si estás menstruando o tienes problemas en el corazón, no hagas esta *asana* y sigue al próximo paso. Antes de comenzar, asegúrate de proteger tu cuello y tus hombros poniendo una cobija o colchoneta sobre el piso. Acuéstate boca arriba con los brazos extendidos, y las palmas sobre el piso. Levanta las rodillas y la parte inferior del cuerpo hacia arriba, para cambiar el centro de gravedad hacia los hombros. No debes apoyar tu peso sobre tu cuello o tus manos, que ahora soportan la parte inferior de tu espalda. Tus piernas deben estar derechas. Tus glúteos no deben sobresalir, mantén esta posición durante un minuto y luego baja lentamente hacia el piso.

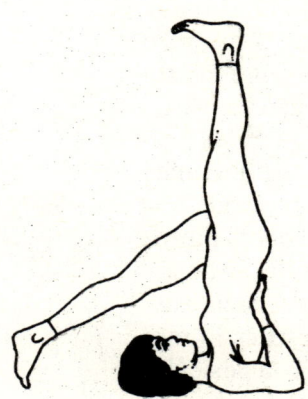

7 Para deshacerte de las tensiones de tu cuello y hombros, que pudiste desarrollar en el ejercicio anterior, ahora realizarás el pez (*matyasana*). Comienzas acostada boca arriba, y poco a poco arquea tu espalda, manteniendo tus glúteos sobre el

piso. Arquea tu espalda hasta que tu cabeza se incline hacia atrás y vuelve a distribuir el peso de tu cuerpo, de forma que tus glúteos y tu cabeza sean el soporte principal. Cuando estés lista, eleva las manos a la altura del pecho, y une las palmas de las mismas como posición de rezo. Relájate en esta posición y manténla durante un minuto, antes de bajar hacia el piso. Cierra los ojos y limpia tu mente por dentro.

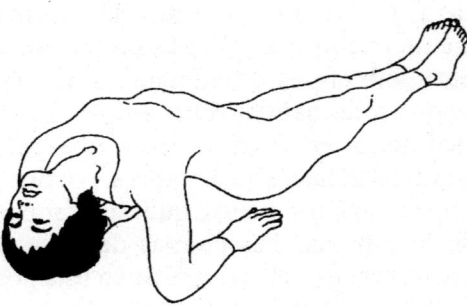

8 Ahora, párate y separa los pies, preparándote para el triángulo. Comienza levantando tu brazo derecho, de manera que roce tu oreja. Coloca tu brazo izquierdo sobre tu cadera izquierda. Respira profundamente e inclínate hacia la izquierda, dejando que tu mano se deslice por tu pierna hasta llegar al tobillo. Mantén las caderas derechas hacia adelante. Cuando te estires lo más que puedas, mantén la posición, antes de que te levantes poco a poco hacia la derecha, repite este movimiento hacia el lado derecho y haz esto tres veces. Esto puede parecerte mucho, pe-

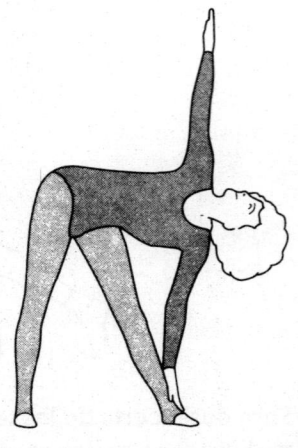

UN RÉGIMEN PARA LOS PRINCIPIANTES

ro si te concentras en lo que estás haciendo no sentirás el tiempo que pasa.

9. Ahora, colócate en la posición del rayo, recuerda que debes mantener tu espalda y cabeza derechas. Coloca tus manos sobre tus rodillas y respira profundamente, respirando desde el diafragma. Mantén esta posición por un minuto. Cierra tus ojos, pero visualiza que estás sentada en este lugar en paz y quieta, como una estatua viviente, toma un momento o dos para salir de esta posición.

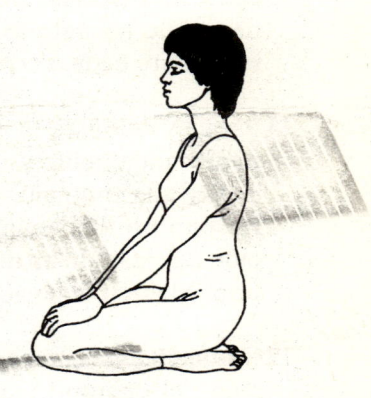

10. Una parte importante de las sesiones de yoga es la ejercitación de la cara. Prepárate para la cara de vaca. Une tus brazos detrás de tu espalda, respira profundamente y visualiza un reloj gigante frente a ti. Sin mover tu cabeza ni fruncir el ceño, mira hacia arriba a las 12 y mantén la mirada durante algunos segundos. Mueve tu mirada hacia la 1:00, hacia las 2:00 y así sucesivamente, hasta que regreses a las 12:00 otra vez. Ahora, repite el proceso en dirección contraria a las manecillas del reloj. Detente en cada hora, y mantén cada posición por algunos segundos, es más fácil hacer esto en especial en contra de las manecillas del reloj, una buena técnica para hacerlo detenidamente

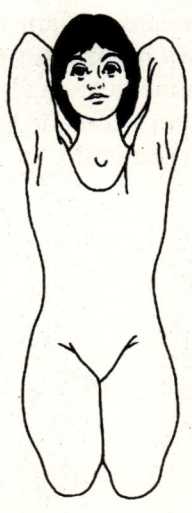

es concentrarte en cada número que ves, y en qué posición se encuentra en relación con los otros números. Cuando termines, frota las palmas de tus manos y colócalas en forma de taza sobre cada ojo para relajarlos.

11 Párate y colócate en la posición de *tadasana* otra vez. Respira profundamente y cierra los ojos, pensando que estás parado en una montaña elevada. ¿Puedes oler el aire limpio? Respira profundamente un par de veces y disfruta la sensación de estar ahí arriba, con tu cuerpo manteniendo el equilibrio. Mantén la posición durante un minuto y relájate.

12 Como en todas las sesiones de yoga, el punto final es la posición del cuerpo muerto. Recuéstate boca arriba, y siéntete pesada sobre el piso. Cierra los ojos y siente que estás en esa playa, con la arena suave bajo tu cuerpo. Comienza por los dedos de los pies, flexionando y relajando cada parte de tu cuerpo a su vez. Es importante que no te apresures para que puedas relajarte bien. Después puedes hacer las cosas que debes realizar en el día. Éste es tu tiempo, tú te lo mereces, sumérgete en él, de manera que debes relajarte de igual manera a como lo harías al tomar un baño caliente al final de un día cansado.

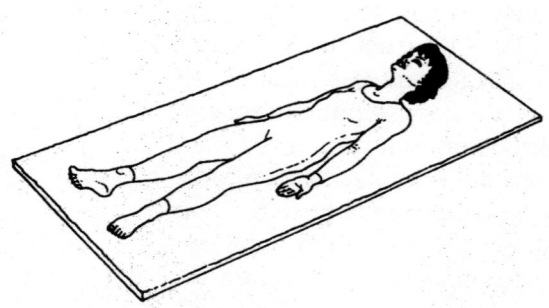

Si piensas que no podrás recordar cada paso de este programa, no te preocupes. Puede ser útil que leas las rutinas en un cassette y que las escuches mientras las practicas. El único inconveniente es que el paso del ejercicio está guiado por una voz, a menos que te encuentres cerca de la reproductora de cassettes para poder detener o adelantar el paso del ejercicio. Por otro lado, puedes intentar memorizar cada rutina, dibujar la serie de ejercicios y colocarlos en un lugar cómodo para ti, de modo que los puedas ver mientras los haces. De todas formas, te darás cuenta de que a medida que haces los ejercicios, sabrás cuál es el que sigue. Sin embargo, no debes repetir la misma rutina varias veces, para no aburrirte. Alterna tus sesiones, cambiando el orden de las posiciones y agregando nuevas. Recuerda que debes compensar cada estiramiento hacia adelante con un estiramiento hacia atrás y viceversa.

GLOSARIO DE TÉRMINOS

Las posiciones del ballet todavía se llaman por sus nombres originales en francés. La razón de esto es porque los bailarines siempre han sentido que la esencia de los movimientos está mejor capturada en los nombres originales. De la misma forma pasa con las palabras en sánscrito, que se utilizan para describir muchas de las posiciones *hatha asanas* y las prácticas de meditación. Si asistes a clases, o lees libros de yoga, te darás cuenta de que algunos de los nombres de las posiciones varían. Esto puede ser porque se empezó a practicar el yoga mucho antes de que se hubiera escrito un libro al respecto. De todas formas, utilizando los nombres originales o no, el yoga es una práctica muy útil.

Abhaysa
Palabra del sánscrito que significa práctica.

Agarigapha
El principio de no poseer. Una de las cinco abstinencias de Pantajali.

Ahimsa
El principio de no violencia. Una de las cinco abstinencias que se escriben en El *yogasutra* de Pantajali.

Ajna
El sexto chakra, se localiza entre las cejas y se conoce como el tercer ojo. Es la fuente del pensamiento intelectual.

Asana
Una postura de hatha.

Asteya
El principio de no robar, una de las cinco abstinencias de Panatajali.

Atman
El ser individual.

Bhujangasana
La *asana* que semeja a una cobra.

Brahman
El ser universal.

Bramachanya
La observación de la continencia.

Chakra
Una fuente de energía. Hay 7 chakras, que se localizan a lo largo del canal central del cuerpo, la espina dorsal.

Chakrasana
La *asana* de la rueda, que también se conoce como el cangrejo.

Dhanurasana
La *asana* del arco.

Dharana
La sexta extremidad del yoga, ésta requiere que la mente se concentre por completo en un objeto.

Dhyana
La sexta extremidad del yoga. Donde la mente aprende a contemplar.

Gomukhasana
La *asana* de la cara de vaca.

Gunas
Las tres categorías de alimentos, de acuerdo a la dieta de los yoguis.

Gyana
Uno de los seis caminos del yoga, que se concentra en el estudio.

Halasana
La *asana* del desplante.

Hatha yoga
La única disciplina del yoga que involucra movimientos físicos.

Ishvara prandyhana
Atención hacia el divino.

Karma
Uno de los seis caminos del yoga, que se concentra en la acción.

Kundalini
Literalmente significa la serpiente enroscada.

Manipura
El chakra que se localiza en el plexo solar, se considera que es la fuente de la fuerza vital.

Mantra
Un sonido o canto que se repite para ayudar a la meditación. También es uno de los nombres que se le da a uno de los seis caminos del yoga, se concentra en el uso del sonido.

Matsyendrasana
La *asana* del giro de la espina dorsal.

Matyasana
Es la *asana* del pez.

Mayurasana
La *asana* del pavo real.

Muladhara
El chakra que está localizado sobre la base de la espina dorsal, se dice que es donde duerme kundalini.

Nadas
Sonidos místicos que se utilizan para ayudar a la meditación.

Namis
Los canales por los que corre la fuerza vital a través del cuerpo. Los chakras están localizados en las intersecciones de los namis.

Niyamanas
El nombre en sánscrito para las observancias que describe pantajali.

Padmasana
La posición del loto.

Paschimotanasana
La *asana* de doblarse hacia adelante.

Prana
La fuerza vital o respiro de vida.

Pranayama
El sistema que utilizan los yoguis para controlar la respiración. Significa literalmente la interrupción de respiraciones.

Prasarita padottanasana
La *asana* del estiramiento lateral.

Pratyahara
La quinta de las ocho extremidades del yoga, esto involucra el retiro de la mente sobre la dominación de los sentidos.

Rajasic
Un alimento condimentado que es estimulante.

Sahasraha
El chakra que está localizado en la coronilla de la cabeza y lo simboliza un loto con cien pétalos.

Samadhi
La octava extremidad del yoga, en la cual se alcanza super-conciencia.

Samprayana
Conciencia sobre todas las cosas.

Santosha
El principio de conformismo. Una de las 5 observancias de Pantajali.

Sarvangasana
La *asana* en la cual se para sobre los hombros.

Satub bhandasana
La *asana* del puente.

Sattva
Armonía.

Sattvic
Comida pura.

Satya
El principio de la sinceridad y la integridad. Una de las cinco abstinencias de Pantajali.

Saucha
La observancia de la pureza.

Shavasana
La *asana* del cuerpo muerto, para la relajación.

Sibbhis
Los poderes psíquicos que los yoguis antiguos pensaban que surgían de la práctica de la meditación.

Simhasana
La *asana* del león.

Sitali
La respiración refrescante.

Surya namaskar
El "saludo al sol".

Sushumna
El canal central del cuerpo, relacionado con la espina dorsal.

Tadasana
La *asana* de la montaña.

Tamasi
Alimentos que están fermentados o demasiado maduros.

Tapas
El principio de la austeridad. Una de las cinco observancias de Pantajali.

Trikonasana
La *asana* del triángulo.

Vairagya
El no apegarse.

Vajrasana
La *asana* del rayo.

Vishuddha
El chakra que está localizado en el plexo branquial, se dice que éste induce al estudio provechoso.

Vrittis
Ondas de pensamiento.

Vrksasana
La *asana* del árbol.

Yoga
La conexión de la energía mental y física, la mente hacia el cuerpo, para alcanzar una conciencia más elevada.

Yoga bhakti
Uno de los seis caminos del yoga que se dedica a la devoción.

Yogui
Un experto en el arte del yoga.

ÍNDICE

Capítulo 1 ¿QUÉ ES EL YOGA? 5

Capítulo 2 LOS SEIS CAMINOS Y LAS
OCHO RAMIFICACIONES 9

Capítulo 3 EL YOGA Y LA CURACIÓN 17

Capítulo 4 LAS POSICIONES HATHA (ASANAS) 25

Capítulo 5 ENFERMEDADES - UNA GUÍA RÁPIDA
DE QUÉ POSICIONES AYUDAN CONTRA
CADA ENFERMEDAD 91

Capítulo 6 EL YOGA Y LA RESPIRACIÓN 95

Capítulo 7 LOS CHAKRAS 105

Capítulo 8 LA MEDITACIÓN 113

Capítulo 9 EL YOGA Y LAS DIETAS 131

Capítulo 10 EL YOGA Y LA MUJER 143

Capítulo 11 YOGA PARA NIÑOS Y ADOLESCENTES 153

Capítulo 12 UN RÉGIMEN PARA LOS PRINCIPIANTES 157

GLOSARIO DE TÉRMINOS 167

TÍTULOS DE ESTA COLECCIÓN

Adelgazar, una decisión de peso
Cómo entender y aliviar el estrés
Cómo entender y aliviar la depresión
Cómo relajarse
El cuidado del gato
El cuidado del perro
Fronteras de las terapias naturales
Guía de aromaterapia
Guía de calorías
Guía para la diabetes
La salud de los niños
La salud del hombre
Lenguaje corporal
Medicina alternativa I
Medicina alternativa II
Meditación. La terapia más natural
Practicando yoga
Primeros auxilios
Reconociendo los síntomas
Reflexología y otras terapias
Remedios caseros
Todo sobre las alergias
Vitaminas y minerales
Yoga y meditación

Esta obra se imprimió en
Corporación de Servicios Gráficos Rojo, S. A. de C. V.
Progreso No. 10 Col. Centro
Ixtapaluca Edo. de México C. P. 56530